预防老年人跌倒健康教育教程

（工作人员用书）

主　编　耳玉亮　段蕾蕾

副主编　矫　玮　金　叶

编　委　（按姓氏笔画排序）

马新颜　邓　晓　叶鹏鹏　白国霞　邢秀雅

耳玉亮　朱银潮　纪翠蓉　汪　媛　张聪颖

陆治名　陈　彦　林　萍　金　叶　周金意

赵　鸣　段蕾蕾　郭雪莹　矫　玮　彭丹丹

彭娟娟　温春玮　谢思源　雷　林

主　审　郭浩岩　王临虹

人民卫生出版社

·北京·

图书在版编目（CIP）数据

预防老年人跌倒健康教育教程：工作人员用书 / 耳
玉亮，段蕾蕾主编. — 北京：人民卫生出版社，2022.4
ISBN 978-7-117-32946-0

Ⅰ. ①预… Ⅱ. ①耳… ②段… Ⅲ. ①老年人 – 猝倒
– 预防（卫生）– 教材 Ⅳ. ①R592.01

中国版本图书馆 CIP 数据核字（2022）第 042973 号

人卫智网	www.ipmph.com	医学教育、学术、考试、健康，购书智慧智能综合服务平台
人卫官网	www.pmph.com	人卫官方资讯发布平台

预防老年人跌倒健康教育教程（工作人员用书）

Yufang Laonianren Diedao Jiankang Jiaoyu Jiaocheng
（ Gongzuo Renyuan Yongshu ）

主　　编：耳玉亮　　段蕾蕾
出版发行：人民卫生出版社（中继线 010-59780011）
地　　址：北京市朝阳区潘家园南里 19 号
邮　　编：100021
E - mail：pmph @ pmph.com
购书热线：010-59787592　　010-59787584　　010-65264830
印　　刷：三河市潮河印业有限公司
经　　销：新华书店
开　　本：787 × 1092　1/16　　印张：10
字　　数：172 千字
版　　次：2022 年 4 月第 1 版
印　　次：2022 年 5 月第 1 次印刷
标准书号：ISBN 978-7-117-32946-0
定　　价：46.00 元

打击盗版举报电话：010-59787491　　E-mail：WQ @ pmph.com
质量问题联系电话：010-59787234　　E-mail：zhiliang @ pmph.com
数字融合服务电话：4001118166　　E-mail：zengzhi @ pmph.com

前言

跌倒是我国老年人面临的重要健康威胁之一。在我国，跌倒是老年人因伤害死亡的第一位原因，每年导致大量老年人残疾、骨折、住院、就诊，严重影响老年人的身心健康和生活质量，占用大量医疗卫生资源。第七次全国人口普查数据显示，2020年我国60岁及以上人口数达2.6亿，占全国总人口的18.7%，与2010年相比占比上升5.4%；65岁及以上人口数达1.9亿，占全国总人口的13.5%，与2010年相比占比上升4.6%。在我国人口老龄化程度不断加重的社会背景下，跌倒对我国老年人的健康威胁将持续存在，开展老年人跌倒预防工作十分重要且迫切。

国内外大量科学研究和实践均证明，采取科学的防控策略措施，针对影响老年人跌倒发生的因素进行干预，可以降低老年人跌倒的发生风险和严重程度，减少跌倒导致的疾病负担。《"健康中国2030"规划纲要》《健康中国行动（2019—2030年）》等政策文件中明确提出了开展预防老年人跌倒工作的要求。近年来，预防跌倒的科学研究和实践也逐渐增多。2018年起，中国疾病预防控制中心慢性非传染性疾病预防控制中心在我国七省/市实施了《基于社区的预防老年人跌倒健康教育干预效果研究项目》。该项目组织在社区居住的老年人参加预防跌倒健康教育系列活动，通过系统地教授预防老年人跌倒健康教育课程，提升学员预防跌倒知识、意识和技能水平，促进其形成预防跌倒的行为习惯，同时倡导改善家居环境，最终达到减少老年人跌倒发生的目的。截至目前，该项目的实施已取得很好的效果。

2018年至今，全国七省/市的百余个社区卫生服务中心已将健康教育教程应用于社区健康教育活动，对千余名老年人开展了预防跌倒健康教育，本套健康教育教程得到了社区卫生工作人员、老年人、老年人家属、疾控机构工作人员的普遍认可和一致好评。本套健康教育教程包括的工具有《预防老年人跌倒健康教育教程（工作人员用书）》《预防老年人跌倒健康教育教程（老年人用书）》、配套教学参考课件和运动锻炼示范视频。其中《预防老年人跌倒健康教育教程（工作人员用书）》是开展预防老年人跌倒健康教育活动的核心工具。

本教程主要供组织实施预防老年人跌倒健康教育活动的相关指导教师和工作人员使用，予以活动组织实施者帮助和参考。本教程的设计综合参考了已有的老年人健康管理活动和跌倒干预项目资料和经验，其主题选择、顺序安排、结构和比重等方面均充分考虑到老年人的生理和认知特点，基于社区的实际工作条件，不仅重视传播知识技能，更重视提升老年人预防跌倒的健康素养，帮助老年人建立长期的预防跌倒意识和行为习惯。使用本教程开展防跌倒健康教育活动前，工作人员应接受预防老年人跌倒的专业技术培训，只有在掌握预防老年人跌倒相关知识和技能，熟悉本教程内容的基础上，才能更好地发挥健康教育的效果，达到预期目的。

由于编者水平有限，编写时间仓促，手册中可能存在一些不足或错误，恳请读者不吝赐教，将您的建议无私地告知我们，让本教程更加完善，以造福更多的老年人。

耳玉亮　段蕾蕾

2022 年 2 月

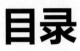

目录

注：标注★的活动是重点内容。

使用说明

一、课程实施者

1. 实施者组成

课程实施者为组织实施预防老年人跌倒健康教育课程的人员。课程实施者应至少包括一名主要授课老师和一名助手。主要授课老师在活动中担任课堂组织和主讲老师的角色，负责在课程中组织管理老年人，实施大部分活动，传递健康知识和技能。助手主要负责协助授课老师完成授课和组织活动。无论授课老师还是助手都应对所在社区比较熟悉，能与老年人进行较好的沟通，具备开展健康教育工作的基本能力。

2. 师资培训

授课老师和助手在使用本教程组织实施防跌倒活动前，应接受预防老年人跌倒专业知识培训、运动锻炼防跌倒技能培训和本套教程使用方法的培训。

（1）预防跌倒专业知识培训能保障实施者更科学、准确地掌握本教程中预防老年人跌倒的知识、防控技术要点。

（2）运动锻炼防跌倒技能培训可保证实施者掌握防跌倒运动锻炼动作的标准、难点、防护要点和教授动作的注意事项。

（3）本套教程使用方法的培训可以让实施者更好地理解课程的设计理念，更好地掌握如何组织实施预防老年人跌倒课程和开展活动时的注意事项。

在正式实施课程前，如能进行一定的预演和练习，将能更好地保证授课效果。

二、学员

1. 适合参加本课程的老年人

本课程的内容、活动是为老年人设计的。虽然每位老年人都应该学习预防跌倒的知识技能，但本课程更适合有一定自主行为活动能力和阅读能力的老年人。选择老年人参加本课程时，优先选择满足下列条件的老年人，能更好地保证课程的效果。

（1）60 岁以上（优先选择近 1～2 年发生过跌倒的老年人）；

（2）有预防跌倒需求或意愿；

（3）能进行正常沟通和交流，有基本读写能力；

（4）具备一定独立活动能力，可以到现场参加活动，学习运动锻炼技能；

（5）居住地与活动场地距离适宜，方便参加现场活动。

2. **不适合参加课程的老年人**

为更好地实现预防跌倒健康教育的效果，确保参加课程老年人的安全，不建议有下列情况的老年人参加本课程。

（1）处于疾病危重期、急性发作期；

（2）听力、视力、认知功能障碍，无法正常沟通、交流、学习；

（3）患有某些疾病，不耐受运动；

（4）无法完成基本阅读；

（5）其他无法保障参加课程期间安全的老年人。

3. **参加人数**

每一期参加预防跌倒课程的学员数宜控制在 10 人左右，人数太少或太多都会影响课程效果。

三、时间安排

1. **课程进度**

本套预防老年人跌倒健康教育活动共设计了 7 次课程，如按照每周一次的频率进行，通常可以在两个月内完成。

2. **授课时间**

确定上课时间前，应充分征求参加活动老年人的意见，尽量符合老年人的日常生活习惯。注意避免老年人做家务、照看孩子、周末家庭聚会、寒暑假等可能造成老年人迟到、早退、缺勤的时间段。

3. **课程时长**

每次课程的计划时间约 75 分钟。但由于每次课程实际参加人数、学员参与程度、活动现场实施情况等可能有所不同，因此每次课程的实际完成时间可能在 60～90 分钟之间。一次课程的时间过长或过短都可能意味着活动实施过程存在某些问题，一旦出现这种情况，应注意查找原因，并进行改善。

四、每次课程的结构

1. 课程内容的构成

课程的主要内容包括：①老年人跌倒严重性和危害；②老年人跌倒相关危险因素；③运动锻炼与跌倒；④环境安全与跌倒；⑤疾病与跌倒；⑥防跌倒相关辅助工具；⑦害怕跌倒心理的应对；⑧跌倒相关行为的调整；⑨健康自我管理基础性知识和技能。其中运动锻炼内容所占比例最大，约占所有内容的30%，并且配有大量的现场实践练习，是本套课程的重点内容之一。同时，为了帮助老年人切实掌握知识技能、建立行为习惯，每次课程都会兼顾新知识技能的学习和既往知识技能的复习巩固两个方面。7次课程的总体安排见表1。

表1　预防老年人跌倒健康教育课程计划实施时间和主要内容

课程次数	建议时间	主要知识技能
第一次	第1周	老年人跌倒危害、危险因素和可预防性 老年人运动安全 运动锻炼方法2个
第二次	第2周	改善家居环境预防跌倒 运动锻炼方法2个
第三次	第3周	识别和应对室外环境危险因素 运动锻炼方法2个
第四次	第4周	防控跌倒相关疾病 运动锻炼方法2个
第五次	第5周	选择和使用辅助工具 运动锻炼方法2个
第六次	第6周	合理用药 应对害怕跌倒心理 复习学过的运动锻炼动作
第七次	第7周	建立防跌倒的良好行为习惯 复习已学过的知识技能 复习已学过的运动锻炼动作

注：如遇节假日等情况，可适当微调。

2. 课程形式构成

授课形式分为以下三大类，三种形式的比例约为 1∶1∶1（各占三分之一）。

（1）授课老师主导的单向传播为主的课程：授课、演示、总结；

（2）授课老师与学员双向传播为主的课程：分享、讨论、展示；

（3）以身体活动为主的课程：现场运动锻炼动作的学习和练习。

五、授课场地

1. 授课场地选择

授课场地应兼顾方便、实用、安全的特性。

（1）授课场地需选择室内场所，场地位置方便学员出入，去卫生间；

（2）场地应较安静，不易被打扰，温度、湿度适宜；

（3）场地面积足够大，可供所有参与人员进行运动锻炼；

（4）环境安全，没有障碍物，没有湿滑区域，没有易导致跌倒的台阶、斜坡、门槛等，没有尖锐突出物、玻璃家具等可能的危险物品。

（5）有可播放参考课件、视频的设备。

2. 场地布置

（1）桌椅可摆放成圆形或"U"形，相互间距离不能太远，以方便大家沟通。

（2）由于每次课程都需要进行身体活动，因此授课现场应有足够大的空间保证学员可进行身体活动。

（3）老年人使用的桌椅应结实、稳定、有靠背、不带轮子。

（4）授课现场最好有固定区域可以供学员摆放衣物、背包等随身物品。

六、每次课程的常规要求

1. 课程前准备

授课老师和助手应提前到达现场，布置座位，调试电脑、投影视频设备，准备签到表、教学工具等资料。

2. 时间控制

（1）每次课程的计划完成时间是 75 分钟，授课老师和助手可以根据参加活动人数、现场效果、互动情况等对各环节进行一定调整。

（2）预防跌倒的核心信息不能随意改动或略过。

（3）考虑到老年人身体条件和学习记忆特点，每一次课程的最长时间不宜超过90分钟。

3. 收尾

（1）每次课程结束后，授课老师和助手应在所有学员安全离开现场后再离开。

（2）每次课程结束后，授课老师和助手应对当次课程的经验、不足、问题和收获等情况进行简单小结和讨论。

七、安全要求

保证课程期间参加人员的安全是开展健康教育课程的基本要求。

1. 环境安全

应特别重视现场环境的安全，每次课程前，必须检查现场环境的安全。保证环境中没有障碍物，没有湿滑区域，没有易导致跌倒的台阶、斜坡、门槛等，没有尖锐突出物、玻璃家具等可能的危险物品。

2. 运动安全

本课程内容中包含运动锻炼内容，需要学员在课程中学习和练习一些运动锻炼动作。由于学员身体素质不一，运动能力和经验不同，其学习和练习这些动作过程中可能存在一定安全风险。为避免锻炼中学员可能出现的危险，授课老师和助手在上课期间应对学习、练习运动锻炼动作过程中的学员采取一定的保护与帮助措施。保护通常采用接、抱、拦、挡等手法，帮助通常采用顶、送、挡、拉、扶等手法。具体保护和帮助方法见各动作讲解部分的说明。

3. 应急预案

活动组织方应制订适合本地区的应急预案，对突发天气状况、突发疾患、突发公共事件等提前做出准备。活动现场需要配备必要的急救物品，现场至少有一名具备急救技能的工作人员。

八、本教程的使用

1. 本教程是供授课老师和助手使用的教学用书，无需将本教程发放或展示给学员。

2. 使用者在授课前需要提前学习和备课。

3. 授课时，应根据本教程流程组织授课活动。本教程提供了供授课老师组织授课时的参考话术，授课老师可根据各自语言表达习惯组织语言。

4. 标注★的活动是本课程的重点内容，授课老师应将其作为重点进行组织实施。

5. 授课时不可随意更改预防跌倒的专业知识内容，也不应照本宣科地逐字宣读健康教育知识内容。

6. 配套的教学参考课件仅供授课老师参考使用，建议授课老师提前完善教学参考课件，增加本地实际发生的跌倒案例和图片，以获得更好的教学效果。

7. 运动锻炼和身体活动教学时，授课老师和助手应作出标准动作示范，组织老年人学习和练习，同时纠正学员错误动作，不能仅依靠视频或图片进行教学。

运动锻炼防跌倒

课程目的 ★ 相互认识、组成团队
了解本系列课程的设计理念、目标和管理制度
★ 了解老年人跌倒的危害、危险因素和可预防性
了解老年人运动安全知识
★ 学会2个运动锻炼方法
★ 制订一周行动计划

所需材料 空白名牌卡
第一次课程参考课件
运动锻炼视频：坐位重心转移、单腿站立
白板、白板笔、笔

课程安排 ★ 活动1 相互认识、组成团队（10分钟）
（80分钟） 活动2 介绍课程设计的理念、目标和管理制度（10分钟）
活动3 教授老年人跌倒的危害、危险因素和可预防性（10分钟）
活动4 教授运动防跌倒、老年人运动的原则（10分钟）
★ 活动5 教授2个运动锻炼方法（20分钟）
★ 活动6 制订一周行动计划（15分钟）
活动7 总结（5分钟）

标注★的活动是课程的重点内容。

第一次课程参考课件

运动锻炼：坐位重心转移

运动锻炼：单腿站立

| 活 动 1 | 相互认识、组成团队（10分钟） | ★ |

【所需材料】空白名牌卡、笔、白板笔、白板。

【活动目的】为了促进学员间沟通交流，尽快形成团队。

【活动步骤】

1. 填写名牌卡

等学员到达活动现场落座后，给每位学员一张空白名牌卡；请每位学员在名牌卡上写上自己的姓名和年龄，写好后摆在自己面前。

赵女士 70岁　张美丽 68岁　李先生 76岁

图片：名牌卡样例

> 提示
>
> ✦ 可以在名牌卡上只写自己的姓名。既可以让学员现场书写，也可以提前做好写有学员姓名的名牌卡，并排放在桌上。
>
> ✦ 使用名牌卡不是强制性的，工作人员可以根据实际情况决定是否使用名牌卡。

2. 授课老师开场白

大家好，欢迎参加预防跌倒健康教育课程。

我是＿＿＿＿＿＿（姓名），是本次课程的授课老师；她／他是我的同事＿＿＿＿＿＿（姓名），是我的助手。我们来自＿＿＿＿＿＿（单位名称），未来几周，我们将和大家一起了解老年人跌倒，学习一些预防老年人跌倒的知识和方法。希望大家通过参加本次活动能一起掌握预防跌倒的知识、方法和技能，能主动关注自己的健康，积极采取行动预防跌倒的发生，拥有健康生活。

★ 3. 相互认识

3.1 介绍规则

授课老师：首先，我们来互相认识一下，请大家逐一介绍一下自己，介绍时向大家展示您的名牌卡，每个人介绍的内容要包括：

✦ 姓名

✦ 年龄

✦ 参加本课程期望有什么收获

✦ 其他

> **提示**
>
> ✦ 介绍的内容不要过多，但姓名、年龄是必须介绍的内容。
>
> ✦ 让大家简单谈谈对课程的期待，有助于了解学员关注的课程主题，并了解学员在开展活动前对课程的认识和期待。也可以问一些与主题无关、很容易表达的问题，起到放松的作用。例如，您喜欢的食品有哪些？您喜欢的运动有哪些？注意避免要求学员介绍敏感或隐私问题。
>
> ✦ 本活动主要目的是互相认识，组成团队，是本次课程重点。工作人员也可以组织其他小游戏或活动建立团队。本书附录 3 破冰活动和团队游戏列举了几个供活动实施者参考使用的活动。应注意选择对学员安全、不危险的活动。

3.2 授课老师、助手自我介绍

授课老师：我是 ×××，今年 ×× 岁，希望通过这次预防跌倒课程，把预防老年人跌倒的知识和技能传递给大家，能让各位老年人不跌倒、少跌倒、不受伤、少受伤。

授课老师介绍时，助手可将授课老师的姓名、年龄、期望等内容记录在白板上。

助手：我是 ×××，今年 ×× 岁，希望通过这次预防跌倒课程，帮助大家更好地学习和掌握预防老年人跌倒的知识和技能。助手一边介绍一边把自己的姓名、年龄、期望等信息记录在白板上。

3.3 学员介绍

学员逐一介绍自己，同时展示名牌卡。授课老师注意保持和每个人问好，表示欢迎。助手把每个人的姓名、年龄、期望记录在白板上。

3.4 授课老师总结发言

✦ 现在**我们都互相认识了，我们组成了一个团队，咱们这个团队有一个共同的目标：学会怎么不跌倒、少跌倒，把跌倒风险降到最低。**

✦ 我和我的同事将尽力为大家服务，我们会负责为每次活动做准备，把预防跌倒知识、方法和技能教授给大家。

✦ 也请大家认真学习，坚持上完全部课程。只有我们共同努力，才能发挥本培训课程的最佳效果。

活动 2　　介绍课程设计的理念、目标和管理制度（10分钟）

【所需材料】参考课件、白板。

【活动目的】形成跌倒预防自我管理的理念，了解课程的基本要求和计划。

【活动步骤】

1. **介绍课程理念**

授课老师：

（1）刚才大家都提到了跌倒预防，我们课程的目的就是帮助大家减少跌倒，预防跌倒。但请大家想一想，预防跌倒归根到底要依靠谁？对您们每个人而言，谁才是预防跌倒发生最重要的人？

（2）我想很多人都想到了，对于预防跌倒而言，最重要的人就是我们自己，只有自己掌握预防跌倒的知识、学会了预防跌倒的方法，才能最大程度减少跌倒的发生。这也是本系列课程设计理念：跌倒预防的自我管理。首先，我来给大家介绍一下跌倒预防的自我管理。

参考课件内容：

跌倒预防自我管理

1. 健康自我管理

健康自我管理就是通过各种形式的学习，掌握维护健康和防治疾病的必要技能，在卫生专业人员的指导下，自己学会照顾好自己的健康，自己承担起主要的预防性和治疗性保健任务，从而提高生活质量，延长健康寿命。

2. 预防跌倒的自我管理

跌倒的自我管理，就是学习掌握预防跌倒的各种必要知识和技能，在专业人员的帮助下，自己学会照顾好自己身体，建立预防跌倒的行为习惯，自己承担起预防跌倒的任务，降低跌倒发生概率及跌倒后严重程度，从而提高生活质量，延长健康寿命。

---

2. 组织讨论：主动管理健康

授课老师：请大家谈谈对这两个态度的看法。授课老师任选几个学员发言。

参考课件内容：

每个人对健康都会有个基本的态度

（1）积极管理：学习跌倒预防知识、技能，采取行动，减少危险因素、改善健康状态，降低跌倒发生概率。

（2）消极管理：什么都不做，听之任之，有病了或者跌倒了再去医院治疗。

★ 授课老师小结：积极管理自己的健康才是负责任的表现，可以主动降低跌倒的风险，提高生活质量，更好地享受生活。

3. 组织讨论：防跌倒需要哪些技能

3.1 授课老师提问

请看看下列可能和预防跌倒有关的技能，您觉得最重要的是哪些技能？授课老师可以选择 3 ~ 5 人发言，助手记录在白板上。

参考课件内容：

预防老年人跌倒知识技能

1. 主动学习各种跌倒预防知识和技能。

2. 运动锻炼提升平衡功能、肌肉力量、耐力。

3. 改善家居环境。

4. 识别和应对室外环境的跌倒危险因素。

5. 改变易跌倒的行为习惯。

6. 选择和使用防跌倒的辅助工具。

7. 积极预防、治疗和控制跌倒相关疾病。

8. 应对害怕跌倒心理。

9. 健康自我管理技能：自我评估、制订计划、执行计划、解决问题。

3.2 授课老师强调

这些都是重要的预防跌倒技能，在座每个人所需要的技能可能各不相同。我们的课程就是把这些知识告知大家，把这些技能教会大家。

★ 3.3 授课老师介绍：我们的课程设置

参考课件内容：

预防老年人跌倒健康教育课程计划

课程次数	时间	主要知识技能
第一次	第 1 周	✦ 老年人跌倒的危害、危险因素和可预防性 ✦ 老年人运动安全 ✦ 运动锻炼方法 2 个
第二次	第 2 周	✦ 改善家居环境预防跌倒 ✦ 运动锻炼方法 2 个
第三次	第 3 周	✦ 识别和应对室外环境危险因素 ✦ 运动锻炼方法 2 个
第四次	第 4 周	✦ 防治跌倒相关疾病 ✦ 运动锻炼方法 2 个
第五次	第 5 周	✦ 选择和使用辅助工具 ✦ 运动锻炼方法 2 个
第六次	第 6 周	✦ 合理用药 ✦ 应对害怕跌倒心理 ✦ 复习学过的运动锻炼方法
第七次	第 7 周	✦ 建立防跌倒的良好行为习惯 ✦ 复习学过的知识技能 ✦ 复习学过的运动锻炼方法

授课老师介绍：我们希望通过共同学习帮助每个人预防跌倒，但这需要我们和大家一起努力，积极参与，保证出勤，共同坚持。

提示

可在上表补充本社区计划开展各次课程的具体时间，例如第 1 次课程时间：2022 年 12 月 6 日。

4. 介绍授课老师职责、学员任务和课程制度

4.1 授课老师、助手职责

授课老师：作为课程的组织者和服务人员，我们会在活动中提供相关服务。

参考课件内容：

授课老师、助手的职责

1. 认真备课，准备课程的资料和工具。
2. 积极、真诚和大家沟通交流，把预防跌倒的知识和技能尽力传递给大家。
3. 认真对待大家的提问和求助，对无法解答的问题寻求其他专业人员帮助。
4. 公平对待每个学员，认真对待大家的评价，努力提升课程的组织水平。

4.2 学员任务

授课老师：比我们提供的服务更重要的是大家的参与，在本次活动过程中，我们也希望大家能够积极参与，做到以下几点。

参考课件内容：

学员任务

1. **按时到**：按时参加每次活动，尽量不缺席。

2. **用心学**：认真听讲，积极发言，不要轻易放弃。

3. **有行动**：将所学知识应用于实际；即便中途停止或者失败，也不要放弃。

4. **乐分享**：乐于主动分享，让自己的成功和失败变为别人可以借鉴的经验。

★ 4.3 活动规则

授课老师：我们的课程是一场需要大家参与的活动，我们是一个团队，要有共同遵守的规矩和制度，现在让我们看看咱们团队的活动规则。

参考课件内容：

活动规则

1. **遵守考勤制度**。坚持参加，无法参加时可请假，不要因为一次没有参加活动而退出，欢迎您的每一次到来。

2. **暂时不邀请其他人加入**。为了保证活动效果，在活动期间，暂不邀请小组成员外的人员参加。

3. **尊重每一个人**。他人的意见不对时，可以讨论，不可以不尊重别人（不打断他人，有不同意见时互相尊重）。

4. **保护隐私**。对课程中他人分享的经历、数据、患病情况等隐私信息进行保密。

5. **多鼓励别人**。对每个人的付出和进步都给予鼓励和表扬，您可以用微笑、点头、鼓掌、语言肯定等鼓励别人。

授课老师：这些规则，大家如果觉得合情合理，我们就都一起遵守。如果您觉得哪条不合理，无法遵守，或者需要补充哪些规则，请现在提出来，我们可以完善和修改。

活动 3　教授老年人跌倒的危害、危险因素和可预防性（10分钟）

【所需材料】参考课件。

【活动步骤】

1. 介绍老年人跌倒的危害

1.1 案例分享

授课老师：各位学员，本课程的主要目标就是大家共同努力，预防跌倒。首先，我想请大家讲讲您或者您身边人的跌倒是如何发生的，造成了什么后果？（授课老师邀请2～3名学员分享他们的经历，注意在学员分享过程中引导学员把事件的要点说出。）

助手：在白板上简单记录事件要点（事件发生时间、地点、人物、跌倒经过、可能的危险因素、后果）。

1.2 讲课

授课老师：围绕老年人跌倒常见、多发，造成生理、心理、经济负担，影响人际关系、生活质量等方面进行简单讲解。

参考课件内容：

老年人跌倒的危害

1. 跌倒是老年人健康的严重威胁

✦ 跌倒是最常见的老年人伤害。

✦ 世界卫生组织估计：全球每年约有三分之一的65岁老年人发生一次跌倒，年龄越大的老年人跌倒发生的概率越高。

✦ 与没有发生过跌倒的老年人相比，发生过跌倒的老年人跌倒风险更高。

✦ 在我国，因为受伤到医疗机构就诊的老年人中，一半以上是跌倒导致的。

✦ 跌倒是造成我国 65 岁及以上老年人创伤性骨折的第一位原因。

✦ 跌倒是我国 65 岁及以上老年人伤害死亡的第一位原因。

2. 跌倒发生的主要特点

因跌倒就诊的老年人病例中：

✦ 一半以上的病例发生在老年人家里。

✦ 约三分之一的病例会发生骨折。

✦ 约四分之一的病例发生头部受伤。

✦ 约三分之一的病例达到中重度损伤。

跌倒除给老年人造成身体上的损伤外，还对老年人心理、独立生活能力、日常行动能力、家庭和社会关系等造成一定程度的影响。

★ 总结时应强调：

（1）跌倒十分常见，任何人在任何地方都有可能发生。

（2）一次不经意的跌倒就能造成严重损伤。

（3）不要轻视跌倒，"磕磕碰碰没啥事"的观点要不得。

2. 介绍老年人跌倒的危险因素

2.1 提问

授课老师提问：请大家思考，为什么老年人容易跌倒，为什么老年人跌倒了后果可能更严重？授课老师找 2～3 个学员回答。

2.2 讲课

老年人跌倒的危险因素包括生理、疾病、行为、环境因素，涉及生活的方方面面。

参考课件内容：

老年人跌倒的危险因素

✦ 老年人跌倒的危险因素包括生物因素、行为因素、环境因素和社会经济因素四个方面。

✦ 老年人跌倒的发生通常不是单一因素的作用而是多个因素共同作用的结果。

✦ 老年人拥有的跌倒危险因素越多，跌倒风险越高。

参考课件内容：

老年人跌倒常见危险因素

生物因素	行为因素	环境因素	社会经济因素
✦ 高龄	✦ 使用多种药物	✦ 建筑设计或维护较差	✦ 低收入
✦ 女性	✦ 使用镇静剂、抗抑郁药、抗高血压药等药物	✦ 房屋安全性较差	✦ 受教育水平低
✦ 某些慢性病	✦ 过量饮酒	✦ 环境缺乏扶手、路缘坡道、休息区等	✦ 居住条件较差
✦ 某些急性疾病	✦ 冒险行为	✦ 照明较差或光线对比过于强烈	✦ 独自居住
✦ 认知障碍	✦ 缺乏身体活动	✦ 地面不平、湿滑	✦ 缺乏社会互动
✦ 步态异常	✦ 害怕跌倒	✦ 有障碍物或有被绊倒的危险	✦ 医疗服务可及性差
✦ 平衡能力差	✦ 穿不合适的鞋		✦ 社区服务和资源不足
✦ 肌肉力量弱	✦ 未使用或未正确使用助行工具		
✦ 视力不良			
✦ 跌倒史			

提示

　　授课老师说出老年人跌倒常见的危险因素即可，重点强调行为、环境等可改变的危险因素。

★ 总结时强调：

（1）影响跌倒的危险因素很多，一位老年人拥有的危险因素越多，发生跌倒的可能性越大。

（2）很多危险因素是可以改变的，我们在生活中做一些调整和改变，就能大大降低发生跌倒的可能性。

（3）请大家现在树立一个理念：**跌倒是可以预防的，采取一些科学的方法，就能让自己跌倒风险降低很多。预防跌倒的关键在于老年人自身要积极应对。不跌倒，您能行！**

　　3. **讲课：老年人跌倒的预防策略**

授课老师：围绕预防跌倒的几大策略和方法进行简述。

参考课件内容：

预防老年人跌倒的主要策略

✦ 运动锻炼　　　✦ 改善环境　　　✦ 管理用药

✦ 防治疾病　　　✦ 使用辅具　　　✦ 调整行为

★ 总结时强调：

（1）预防跌倒涉及生活的各个方面，有些措施只需要简单改变，有些措施则需要长期坚持，养成好的行为习惯。

（2）我们的课程就是要教授大家各种预防跌倒的方法和技能，希望大家能一起努力，减少跌倒发生。

（3）所有学到的知识和技能只有转变为行动，才能发挥作用。请大家尽力把课程内所学到的知识和技能应用于实际。

活动 4　　教授运动防跌倒、老年人运动的原则（10 分钟）

【所需材料】参考课件。

【活动步骤】

1. 讲课：运动锻炼防跌倒

授课老师：现在我们开始学习一些预防跌倒的方法。首先我要介绍给大家的就是运动锻炼防跌倒。

参考课件内容：

运动锻炼防跌倒

✦ 科学适当的运动锻炼，可以预防跌倒发生，降低跌倒后骨折的可能性。

✦ 运动锻炼是最重要的防跌倒策略。

✦ 个人锻炼和团体锻炼都有预防跌倒发生的作用。

✦ 太极拳、八段锦、平衡操等可以改善人体平衡功能、肌肉力量、灵活性和耐力。

✦ 每位老年人应科学选择适合自身的运动锻炼形式和强度，并养成运动锻炼的习惯。

✦ 不是所有运动锻炼都能预防跌倒，也没有哪一项运动锻炼适合所有老年人。

★ 讲解时强调：

（1）运动的好处不仅在于预防跌倒，还可以促进整个身体的健康。

（2）预防跌倒的运动重点是锻炼人体的平衡功能、肌肉力量。

（3）没有一种运动适合所有老年人，每个人应根据自己身体功能状态选择运动形式和强度。

★ **2. 讲课：运动原则**

授课老师：运动虽然能预防跌倒，还能促进人体健康，但是有一个前提，那就是安全。不安全的运动锻炼不但不能促进健康，反而可能造成健康损害。**请牢记：在开展任何运动时，都要时刻注意安全。**这点对年龄较大、体质较差、处于生病阶段或健康状态不太好的老年人格外重要。在介绍具体的锻炼方法前，我们首先和大家介绍一些老年人运动的原则和运动安全。

参考课件内容：

老年人参加运动锻炼的基本原则

★ **1. 安全性原则**

老年人运动锻炼首先要考虑安全性问题。避免危险动作，运动强度和动作幅度不能太大，动作要简单。运动遵医嘱。注意运动环境安全。

2. 全面性原则

人体是个整体，尽量选择多种运动项目，能活动全身多个部位。

★ **3. 适度性原则**

根据自身生理特点和健康状况选择适当的运动锻炼形式、强度、时间、频次。每周 3～5 次，最好每天坚持；条件允许时，每天户外活动时间至少 30 分钟，最好 1 小时。

锻炼时量力而行，循序渐进，运动强度以微微出汗，自我感觉舒适为度。

活动 5　　教授 2 个运动锻炼方法（20 分钟）　　

【所需材料】参考课件。

【活动步骤】

1. 讲课：改善人体平衡功能

授课老师：人体平衡功能对预防老年人跌倒起着至关重要的作用。那么人体平衡功能到底是什么？有哪些因素影响人体的平衡功能？如何保持或改善人体平衡功能？下面我来给大家进行简要的介绍。（此处内容较专业，授课老师进行简单讲解即可。）

参考课件内容：

人体平衡功能

✦ 平衡指人体所处的一种姿势或稳定状态。

✦ 跌倒是人体失去平衡的结果。

✦ 平衡功能是人体保持身体稳定和平衡的能力。

✦ 平衡功能和人体感觉系统（视觉、平衡觉、本体感觉等）、神经系统（中枢神经等）和骨骼肌肉（关节、肌肉、骨骼等）等多方面的生理功能有关。

✦ 人体衰老导致身体各系统功能下降，造成了人体平衡功能有所下降。

✦ 运动锻炼可以延缓人体平衡功能的下降。

授课老师：现在大家对平衡功能有了简单的了解，通过某些运动锻炼可以改善人体的平衡功能。锻炼平衡功能的运动有很多种，太极拳是公认的一种可以预防跌倒、改善平衡功能的运动。除太极拳外，太极剑、太极扇、八段锦、专门设计的平衡操等都可以改善人体平衡功能。

本次系列课程我们将教给大家一些简单实用的运动锻炼方法。今天我们先教授 2 个锻炼平衡能力的方法。

★ **2. 热身**

授课老师和助手带教，现场指导，注意重点强调动作要领、安全性。

参考课件内容：

热身运动

根据身体条件选择搓手、活动颈部、扩胸、活动腰部、原地踏步、弓步压腿、活动踝关节、活动腕关节等常规热身活动。

各项活动左右各 30 秒一组，各做 2 组。热身时间不少于 5 分钟。

提示

运动锻炼教学注意事项

✦ 热身动作不限于上述几个动作，实施者可自行选择安全、适合老年人的热身活动。

✦ 授课老师应具备一定运动专业知识，有条件的地区可邀请专门的运动专业人员加入本课程。

✦ 授课老师至少应接受过本课程内所有运动锻炼动作的培训，了解每个锻炼动作的标准、难点。

✦ 教授每个运动锻炼动作时应以学员实际身体健康状况和运动能力出发，对锻炼强度和目标进行调整和指导，不能一味要求标准动作，追求"好成绩"。

✦ 授课时可参考配套的教学视频，但不能仅通过播放视频进行授课；授课老师需要现场示范，纠正学员动作，保护学员锻炼安全。

★ **3. 教授运动锻炼方法 1：坐位重心转移**

授课老师和助手讲解动作（使用参考课件和视频），现场演示，学员共同学习、锻炼。现场练习时，授课老师重点强调动作要领和动作安全性要点，注意保障学员安全。

参考课件、视频内容：

坐位重心转移

1. 左右转移

（1）训练目的：左右方向的重心转移，锻炼关节和肌肉协调，使身体保持动态平衡。

（2）动作要领：坐在椅子上，双手抓住椅子边缘，双脚稍宽于肩部，引导上半身向右倾斜，同时保持两只脚与地板接触，复位；再向左重复以上步骤。重复 10 次。

（3）注意事项：老年人向一侧倾斜时应逐渐增加范围和距离，不要用力过猛而失去控制导致跌倒。

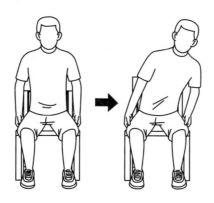

2. 前后转移

（1）训练目的：前后方向的重心转移，锻炼关节和肌肉协调，使身体保持动态平衡。

（2）动作要领：坐在椅子上，双手抓住椅子边缘，双脚与肩同宽，引导上半身向前倾斜，同时保持两只脚与地板接触，复位；再向后仰重复以上步骤。重复 10 次。

（3）注意事项：老年人向前、后侧倾斜时应逐渐增加范围和距离，不要用力过猛而失去控制导致跌倒。

提示

授课老师提供保护与帮助的方法

授课老师在学员学习和锻炼过程中应保障其安全，通过保护与帮助降低学员受伤风险，帮助学员更好学会动作要领。

坐位重心转移的保护与帮助方法：

1. 左右转移

✦ 一人保护：保护者站于练习者后方，用手挡其身体两侧，防止其用力过猛失去控制。

✦ 两人保护：保护者分别站于练习者两侧的侧方，挡其身体两侧。

2. 前后转移

✦ 一人保护：保护者站于练习者侧方，用手挡其身体前后，可轻扶其肩膀，防止其过度前倾或后倒。

✦ 两人保护：保护者分别站于练习者前方及一侧，前方保护者可双手轻扶其肩膀，侧方保护者用手挡其身体前后侧。

★ **4. 教授运动锻炼方法 2：单腿站立**

授课老师和助手讲解动作（使用参考课件和视频），现场演示，学员共同学习、锻炼。现场练习时，注意强调动作要领、安全性。

参考课件、视频内容：

单腿站立

1. 训练目的

改善站立平衡功能，降低跌倒风险。

2. 动作要领

✦ 现场教授动作时可以先进行动作难度低的有支撑物的单腿站立，再进行无支撑物的单腿站立。

✦ 有支撑物辅助时，老年人两眼平视前方，一手扶住支撑物（墙、桌、椅背等），另一只手叉腰，一腿支撑，一腿抬起呈屈髋屈膝 90°，单腿站立保持平衡 10 秒；换另一条腿。重复以上步骤。

无支撑物辅助时，老年人两眼平视前方，双手叉腰，其他内容要求同上。

3. 难度进阶

✦ 单腿站立时间可逐渐增加，上限为 30 秒。

✦ 从睁眼单腿站立，增加难度到闭眼单腿站立。应注意闭眼单腿站立训练需要有人在旁保护协助，以免出现跌倒。

✦ 可进行单腿站立姿势下的双人抛接球（网球、筋膜球等有弹性的球）训练，以增加趣味性，可以从不同角度向老年人抛球，并逐渐增加抛球距离和力度。

4. 注意事项

✦ 单腿站立训练要注重动作质量，出现以下情况则应进行纠正或终止训练：身体倾斜超过 45°；出现单侧骨盆下降或抬高；站立腿移动；抬腿侧下肢触地；闭眼训练中突然睁眼。

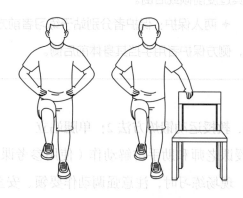

提示

授课老师提供保护与帮助的方法

授课老师在学员学习和锻炼过程中应保障其安全，通过保护与帮助降低学员受伤风险，帮助学员更好地学会动作要领。

单腿站立的保护与帮助方法：

✦ 一人保护：保护者站于练习者后方，用手挡其身体两侧，防止其用力过猛失去控制。

✦ 两人保护：一人站其支撑腿侧后方，防止后倒，一人站其抬起腿侧前方，一手扶其肩，一手托其大腿。

活动 6　制订一周行动计划（15 分钟）　

【所需材料】参考课件、《预防老年人跌倒健康教育教程（老年人用书）》。

【活动步骤】

1. 讲课：如何制订健康行动计划

授课老师：只有把学到的知识和技能付诸行动，才可能发挥预防跌倒、促进健康的作用。因此，在我们每次课程中都有一个重要的活动，就是制订下周的行动计划，请大家按照自己制订的行动计划行动起来。

参考课件内容：

行动计划

制订行动计划前首先要有一个能实现的目标，然后找到实现目标的具体行为或行动，之后把它写在行动计划中，并开始行动。

把目标分解为多个比较小、比较容易实施的具体行为，自己选择几项去完成。

参考课件内容：

★ 行动计划的要素

1. 您自己想做的事情（不是别人认为您应该做的事情）

2. 可以完成的事情（您预计本周能完成的事情）

3. 具体的行为（预防跌倒、提高平衡功能是目标，而不是行为；锻炼太极拳、健步走等是行为）

4. 必须回答以下问题

（1）做什么？（具体行为，例如：喝牛奶、单腿站立等。）

（2）做多少？（数量、频次、持续时间等，例如：喝牛奶 1 杯，左右侧单腿站立各 2 次，每次 30 秒钟。）

（3）每周做多少？（例如：3 次。订计划时应避免每天做。如果有突发事情，计划做 3 天且完成了，比计划做 6 天但不能完成会更加成功。如果定了 3～5 天而最终做了 7 天——超额完成，您会更有成就感。）

（4）什么时间做？（定时间、定日子，例如：睡觉前，或者周一、周三、周五。）

（5）有 7 分以上的信心？（问自己完成行动计划的信心有多高。0 分代表完全没有信心，10 分代表有十足的信心。如果您给自己 7 分以下，您可能需要找出有什么障碍，并重新考虑一下您的行动计划，做一些您比较有信心完成整个计划的事情，可以成功完成整个行动计划才是最重要的。）

---

2. 示范：制订一个行动计划

2.1 介绍制订计划的工具

授课老师：今天我们每个人需要制订一个自己下一周预防跌倒的行动计划。内容就是落实今天学习到的知识和技能。大家可以打开《预防老年人跌倒健康教育教程（老年人用书）》，根据自己的兴趣和时间安排制订自己下周的行动计划。请大家想想刚刚提到的"行动计划的要素"：**制订适合自己的行动计划，不要盲目追求行动计划内容的数量，而是应该制订出自己喜欢且可以完成的行动计划。**

提示

　　学员可能从未制订过行动计划，也无法在短时间内掌握制订计划的要领。授课老师不必强求学员制订出"完美计划"，重点在于增强学员防跌倒意识，促进其将所学知识技能应用于实际。

　　通常情况下，制订计划越具体越有助于制订者执行计划，计划可具体到某个相对确定的时间点、地点等，也可以提前讨论预期可能存在的困难和解决方法，增加计划的可执行性。

　　制订计划并不是布置作业，因此计划不能是授课老师将"任务"布置给学员，所有课程中不要以学员计划制订或实施的好坏作为标准评价学员表现，避免给学员参加活动造成压力。

2.2 授课老师、助手展示行动计划范例

　　授课老师：首先我和我的助手展示一下我们两人的行动计划，请大家先看看，我们俩的行动计划是什么。

　　授课老师和助手介绍自己的行动计划（提前写在白板或参考课件上）。注意：示范用的行动计划应该是围绕本课所教授的知识和技能对学员有实际帮助的行为示范，要包含行动计划的所有要素。计划行为最好是每周做 3～4 次，而不是 6～7 次；计划内容不要多，避免给学员压力。展示过程中授课老师和助手应互相进行简单点评（围绕"行动计划的要素"提问和点评，达到示范的目的）。

　　授课老师小结：大家看，一个行动计划的制订不是很难。通过我们的行动计划，我们要再次强调一下，行动计划必须具备下面的要素：

　　✦ 自己想做的事情。

　　✦ 自己在下周可以做到的事情。

★ 3. 学员制订行动计划

3.1 制订行动计划

　　授课老师：现在请每个学员制订自己的行动计划，将计划写在自己的《预防老年人跌倒健康教育教程（老年人用书）》上。3～5 分钟后，授课老师逐一朗读、分享每

个学员的行动计划（也可以让每位学员自己朗读、分享），分享过程中授课老师可以对学员的计划提问、鼓励、点评。如果发现可行性较差的行动计划，可以提醒学员修改，**应注意行动计划必须是学员自愿制订，体现他自己的喜好和判断，不能变成家庭作业，强制要求学员完成任何内容。**

参考课件内容：

一周行动计划（样例）

时间：2021 年 12 月 6 日（星期一） 至 2021 年 12 月 12 日（星期日）					
分类	行动内容 （做什么）	行动强度 （做多少）	行动时间 （什么时间做）	行动频次 （每周做 多少天）	完成信心 （0 ~ 10 分）	完成情况记录 （完成、部分完 成、未完成、超额 完成、更改计划）
知识	1. 复习今天学 习的内容	看一遍	周一，下午	1 天	9	
运动	2. 运动：坐位 重心转移	做 2 组，每组 10 次	周二、周四、 周六，早晨	3 天	7	
运动	3. 运动：单腿 站立	双脚各做 3 次， 每次 10 ~ 30 秒	周二、周四、 周六，早晨	3 天	7	
……					

3.2 介绍计划的记录方法

授课老师：**只有行动起来才能预防跌倒**。如何评价我们自己行动计划的落实情况，就是如实的记录。我们对行动计划完成情况的记录方法很简单。我们行动计划表格的最后一列，就是用来记录我们的计划完成情况的。大家可以在未来一周，根据您每天执行计划的情况，记录下您的行动情况。如"完全完成""部分完成""未完成""更改计划"；还可以记录下您没有完成计划的原因，为今后调整行动计划作参考。

3.3 布置课后任务

授课老师：今天给大家布置一个课后任务。每个人在未来一周，执行自己制订的行动计划，并且认真记录下每个活动的执行情况。

活动 7   **总结（5分钟）**

【所需材料】参考课件。

【活动步骤】

1. 回顾本次课程内容

授课老师快速回顾本次课程的主要内容（可重新播放参考课件）；也可以自由提问、允许学员自由发言。

2. 分享上课感受

授课老师请每一个学员分享（第一次课程可请每个学员都发言，以后可选择 3～5 人发言，每个人至少谈到下列一个方面的内容）：

（1）用一句话谈谈本堂课自己的感受。

（2）本堂课里自己最喜欢的内容。

（3）有没有信心落实自己本周的行动计划。

3. 解答问题

授课老师请学员自由提问，并进行解答。

4. 介绍下次课程安排

4.1 介绍下次课程的主要内容

下次课程我们的主题是**去除家居环境中的跌倒危险因素**，还会继续教给大家几个运动锻炼方法。

4.2 强调上课时间、地点，考勤制度

下次上课的时间是_____月_____日，星期_____，上午/下午_____：_____开始，地点在_____。

如果有人因为事情无法参加下次课程，请打电话告诉我们。如果下次课程因为天气等原因更改时间或地点，我们会提前通知您。

4.3 表达希望下次见面的意愿

无论您对本周计划的完成情况如何，我们都特别希望您能在下周继续参加我们的课程。即使下周由于各种原因您不能参加我们的活动，也请您联系我们，尽量参加以后的课程。

5. 收尾工作

（1）授课老师送学员离开活动现场。

（2）授课老师收拾场地。

（3）授课老师讨论和总结本次课程，并记录在下表中。

第一次课程实施情况记录表

实施时间： 年 月 日□□：□□至□□：□□	
授课老师姓名： 助手姓名：	

应到学员人数： 人； 实到学员人数： 人

缺勤学员姓名和原因：

实施过程记录：
（较好做法、不足之处、特殊事件、典型案例、改善建议等）

改善家居环境

课程目的　★ 分享上周行动计划完成情况
　　　　　★ 识别常见家居环境中跌倒相关危险因素
　　　　　★ 学会如何去除家居环境危险因素
　　　　　　 了解平衡功能锻炼原则
　　　　　★ 学会 2 个运动锻炼方法
　　　　　　 制订一周行动计划

所需材料　　第二次课程参考课件
　　　　　　运动锻炼视频：站立位重心转移、脚尖脚跟站立
　　　　　　白板、白板笔、笔

课程安排　　活动 1　开场和回顾（5 分钟）
（75 分钟）★ 活动 2　分享上周行动计划完成情况（10 分钟）
　　　　　★ 活动 3　教授家居环境安全与跌倒危险环境改造知识（25 分钟）
　　　　　★ 活动 4　复习学过的运动锻炼动作（5 分钟）
　　　　　★ 活动 5　教授 2 个运动锻炼方法（15 分钟）
　　　　　　 活动 6　制订一周行动计划（10 分钟）
　　　　　　 活动 7　总结（5 分钟）

标注★的活动是课程的重点内容。

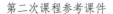
第二次课程参考课件

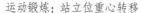
运动锻炼：站立位重心转移

运动锻炼：脚尖脚跟站立

活动 1 　开场和回顾（5 分钟）

授课老师：

大家好，欢迎大家继续参加第二次预防跌倒课程。您能按时参加活动就已经成功了一半。大家要相信：主动学习预防跌倒知识技能，并把这些知识技能应用于实际，建立科学的防跌倒行为习惯，就一定能减少跌倒发生。即便是一点小小的改变，都可能避免一次跌倒的发生。坚持下去，不跌倒，您能行！

我们共同回顾一下上次课程的内容，了解一下每个人上周行动计划的完成情况。然后我们继续向着预防跌倒的目标前进，继续学习和分享预防跌倒的科学知识和技能。

现在我们回顾一下上次课程的内容。（简单回顾主要内容即可，可采用口头复述、提问回答，或使用参考课件等形式。）

活动 2 　分享上周行动计划完成情况（10 分钟）　　★

【所需材料】参考课件、《预防老年人跌倒健康教育教程（老年人用书）》。

【活动步骤】

1. 分享上周行动计划完成情况

1.1 授课老师、助手示范

授课老师和助手分别报告自己上周行动计划完成情况（可使用提前准备好的参考课件），展示各自的行动计划及实施情况，为学员示范如何报告，一名授课老师可展现按照计划顺利完成了所有计划的行动，另一名授课老师可展示对计划进行调整后完成了所有计划的行动，或者因故没有完全完成行动计划。

提示

授课老师、助手计划完成情况样例

授课老师：

✧ 我上周的第一个行动计划是周一、周三、周五各进行 3 次，每次 30 秒的单腿站立练习。**这些锻炼我都已顺利完成。**

✧ 我上周的第二个行动计划是周三晚上下班后复习上周学过的知识。但因为周三孩子生病，**没有完成。**

助手：

✧ 我上周的行动计划是周一至周五，每天进行 3 次各 30 秒的单腿站立练习。周一到周四我都完成了，但周五工作太多，忘记做了；我在周六补充完成了一次练习。**因此，我上周的计划在进行调整后都完成了。**

1.2 学员分享交流

（1）授课老师：现在，请大家分享一下上一周行动计划的完成情况。请从这位学员开始（选择一位外向、愿意表达的学员），然后轮流报告。报告时请像我们刚才示范的那样，首先介绍上周行动计划的内容，再介绍计划的完成情况。

（2）学员分别分享。

（3）授课老师回应和指导。

回应的原则：**认真倾听，积极鼓励。**

✦ 如果完成计划，祝贺、鼓励学员；如果修订计划后完成计划，祝贺、鼓励学员。

✦ 如果遇到问题只完成了部分计划，告诉学员已经有了良好的开始，但不要称赞，并询问他是否知道了解决办法，是否尝试过某种办法和措施，如果他愿意，可以与大家一起讨论。

✦ 如果遇到问题没有完成计划，开始进行**解决问题**的步骤，给学员提供帮助。

✦ 如遇超额完成计划，应谨慎对待。需注意运动锻炼应适度、量力而为，并不是越多越好。

★ 2. 解决问题

学员落实行动计划时经常会发生行动计划不能完成的问题。这时需要授课老师协助学员分析问题、解决问题，其基本步骤如下：

步骤 1：明确问题

授课老师：询问学员，什么原因 / 问题让您无法完成行动计划？（助手可将原因 / 问题记录在白板上。）

步骤 2：集思广益

授课老师：请大家集体讨论，遇到这个问题有什么解决建议和办法。助手将大家的建议写在白板上。注意，授课老师对这些建议不应有任何点评和讨论。授课老师也可以在其他学员充分讨论和提出建议后，再给出自己的建议。累计 3 个左右的建议后，可以停止意见收集和讨论。

步骤 3：自主决策

授课老师：询问提出问题的学员，您是否愿意从现有建议中选择 1 个建议（如果需要可以选择 2 个）。如果有，请您把您选择的建议记录下来。如果没有，授课老师告诉他 / 她在休息时间再与其交谈讨论。

提示

1. "解决问题"是健康行为管理中常需要使用的方法之一，授课老师、助手应掌握并帮助学员学会此方法，以增加其管理自身健康的能力，促进其实践各种健康知识和技能。

2. 解决问题的方法可能在每次课程中都会被使用，为避免重复，本教程仅在此处描述具体步骤，其他课程可参照本部分内容。

活动 3　教授家居环境安全与跌倒危险环境改造知识（25 分钟）★

【所需材料】参考课件、《预防老年人跌倒健康教育教程（老年人用书）》。

【活动步骤】

1. 讲课：家居环境与跌倒

授课老师：家居环境中的不安全因素是导致老年人跌倒的重要原因。对于老年人而言，自己居住的家庭是他们最熟悉的地方，很多人都认为自己的家最安全。可是，您知道吗？**因跌倒到医院就诊的老年人中有一半以上的跌倒是发生在家中的。**家居环境中的某些因素可能是造成跌倒的直接原因。

参考课件内容：

家居环境与跌倒

家是老年人跌倒的多发地点。家居环境中应特别关注下列因素。

1. 地面

地面湿滑、不平，特别是在卫生间、浴室、厨房、门厅等区域。家中使用的地垫和地毯不固定，容易错位。

2. 照明

照明不足或过强，开关灯不方便，缺乏夜间照明等都是影响老年人对环境判断的危险因素。

3. 障碍物

室内的台阶、门槛、地垫和地毯的隆起或卷边、室内过道的杂物、电线等障碍物。

4. 楼梯

楼梯坡度过陡，台阶过高、过窄、破损，楼梯周围没有安全扶手，或者扶手不连贯、不稳定、高矮不合适。

5. 扶手和支撑物

在卫生间、浴室等老年人需要起身、寻找支撑点的区域没有扶手。

在门厅需要换鞋的区域或浴室洗浴的区域没有换鞋凳、洗澡椅等辅助工具。

6. 家具

椅子、沙发等没有扶手，太矮，没有靠背或靠背太低；座椅有轮子，不固定。家具摆放位置不合理，影响老年人在室内顺畅通行。

提示

授课老师在讲解环境危险因素时，如能在参考课件中增加本地家居危险环境和安全环境的照片，将能发挥更好的效果。

★ 2. 组织讨论：家居环境自评

授课老师：家居环境中有哪些可能导致跌倒的危险因素？让我们一起看看吧。请大家拿出《预防老年人跌倒健康教育教程（老年人用书）》，翻到附录2《老年人跌倒家居环境危险因素及改造建议》，咱们一起对照表格中"常见问题"列的每个问题，判断一下自己家里有没有环境危险因素。

我带着大家逐一阅读每个条目，如果您的家庭有某一条环境危险因素，请在该题目的方框内打"√"。您画"√"的数量越多，说明家中的危险因素越多，请及时清除这些危险因素。

> **提示**
>
> 1. 实施本活动时最好不要让学员对着表格自评，由于学员阅读和理解水平不一，可能出现有些学员无法正确理解表格内容的情况。
>
> 2. 授课老师可以按顺序读出每个条目的内容，同时询问学员自己家中是否有此类环境问题，并让学员给确认有家居环境问题的条目打"√"。
>
> 3. 表格中所列条目并不适用于所有住房类型家居环境评估，授课老师可根据当地的家居环境危险因素对表格进行完善。
>
> 4. 操作时授课老师可以先完成家居环境跌倒风险评估，再给出改善环境的指导建议。也可以逐条评估家居环境风险的同时，逐条给出改善环境的指导建议。

★ 3. 讲课：去除家居环境危险因素

授课老师：面对这些危险因素，我们该怎么办？下面请大家跟我一起看看专业人员给我们提供的改造建议。（参考《老年人跌倒家居环境危险因素及改造建议》中第三列"改造建议"部分。）

★ 4. 布置课后任务

授课老师：要求学员回家后参照"老年人跌倒家居环境危险因素及改造建议"，再次通过现场观察家居环境，对环境危险因素进行评估，并和家人讨论改进方案。评估后如果对危险环境进行了改造，则填写"老年人跌倒家居环境危险因素及改造建议"中第四列"危险因素清除记录"部分。

老年人跌倒家居环境危险因素及改造建议

项目	常见问题画"√"越多，环境危险越多，请及时清除	改造建议	危险因素清除记录
照明	□ 老年人活动区域没有安装照明	□ 在老年人所有活动区域安装照明	
	□ 照明不足，过强，刺眼，闪烁等	□ 照明有一定强度，光线柔和，不刺眼，不闪烁。不使用裸露灯泡照明	
	□ 夜间进入房间或起夜时无法方便开关照明	□ 改变照明开关位置，方便老年人在门口和床上开关。使用带有遥控器的灯具或感应开关灯具。在经常需要开关照明的位置增加灯具	
	□ 不使用夜灯、手电筒等夜间照明工具	□ 使用小夜灯、手电等工具	
地面湿滑	□ 地面有水、油等造成湿滑	□ 在经常有水或油的位置（如卫生间、厨房、水池等位置）使用地垫、防滑垫。及时清理地面的水和油。改变家具位置，更换不合适的工具，减少液体洒落地面的可能性	
	□ 地板或地面装修材质过于光滑	□ 更换为防滑材质的地板或地面。使用地毯或地垫。地面刷防滑涂料	
	□ 地板因打蜡、上光等造成光滑	□ 避免给地板打蜡或使用上光剂	
地毯	□ 地毯、地垫边缘翘起	□ 更换地毯或地垫。保持地毯和地垫平整	
	□ 地毯或地垫松散易滑动	□ 移走地毯或地垫。使用双面胶固定地毯或地垫	
台阶门槛	□ 过高的门槛	□ 去除过高的门槛。在门槛处增加警示标识，使门槛更易被看到	
	□ 过高的台阶	□ 在台阶处增加警示标识，使台阶更易被看到。去除台阶。在台阶附近安装扶手或者能提供一定支撑的家具、设备	
障碍物	□ 走廊、通道有家具、杂物或临时摆放的物品	□ 重新布置家具位置，保证通道通畅。清除走廊、通道上杂物，通道不随意摆放物品。减少家中杂物、家具数量。养成不随意摆放物品的习惯	
家具选择和摆放	□ 沙发、座椅、床过高或过低	□ 调整沙发、座椅、床的高度以坐在上面全脚掌刚好能着地为宜	
	□ 坐便器过高或过低	□ 更换或调整坐便器到合适的高度。使用坐便器座椅	
	□ 从沙发、座椅、床起身时没有扶手或支撑物	□ 使用有扶手的沙发、座椅、床，或在沙发、座椅、床附近安装扶手，床附近摆放可提供支撑的家具	

续表

项目	常见问题画"√"越多，环境危险越多，请及时清除	改造建议	危险因素清除记录
家具选择和摆放	□ 家具中有大量玻璃，或易碎、尖锐材料件为装饰 □ 家具不稳固，如带轮子椅子、简易组装的桌子等 □ 家具摆放不便于老年人在室内通行，如家具阻碍了通道，或因家具摆放增加老年人的绕行 □ 储存食物、调料、日常用品的柜子、抽屉、架子过高或过低 □ 进门如需换鞋，换鞋处没有供老年人使用的座椅	□ 尽量不使用玻璃制家具。避免或减少使用含有易碎、尖锐材料的家具或装饰 □ 使用稳固的家具，不使用带轮子的椅子。修理或替换家中晃动不稳的家具 □ 改变家具摆放位置，使其不阻碍室内通道走廊，不增加老年人室内的绕行 □ 调整储物柜子、抽屉、架子至合适高度，尽量保证老年人不用登高，不用过度弯腰可以方便拿到日常用品 □ 在换鞋的位置增加座椅、鞋拔子等工具	
没有扶手或支撑物	□ 马桶、浴缸、淋浴处没有扶手 □ 室内有楼梯、台阶，坡道的位置没有扶手	□ 在马桶旁、浴缸、淋浴处安装扶手 □ 在室内楼梯、台阶、坡道处安装扶手	
楼道	□ 楼道、楼梯没有照明，或者照明不足	□ 增加照明。维修损坏的灯具	
楼梯	□ 楼道、楼梯旁有杂物 □ 楼梯台阶的边缘不能看清 □ 楼梯台阶有破损	□ 清理楼道、楼梯杂物。保持楼梯、楼道无障碍 □ 使用颜色鲜艳、明亮的油漆或警示标识台阶 □ 及时警示、维修破损的台阶	
宠物	□ 家中的宠物没有固定休息位置 □ 家中宠物不易被人发现	□ 给宠物安排固定位置休息，避免宠物在通道中休息 □ 给宠物佩戴铃铛，增加宠物的可见性	
其他	□ 1. □ 2. □ 3.	□ 1. □ 2. □ 3.	

| 活动 4 | 复习学过的运动锻炼动作（5 分钟） | ★ |

【所需材料】参考课件、视频。

【活动步骤】

1. 热身

授课老师和助手带教，现场指导，注意重点强调动作要领、安全性。

参考课件内容：

热身运动

根据身体条件选择搓手、活动颈部、扩胸、活动腰部、原地踏步、弓步压腿、活动踝关节、活动腕关节等常规热身活动。

各项活动左右各 30 秒一组，各做 2 组。热身时间不少于 5 分钟。

---

2. 复习：学过的运动锻炼方法

授课老师：我们已经学过了几个运动锻炼的方法，现在大家一起复习一下。

授课老师和助手带领大家做一遍动作，起到复习动作要领的作用即可。

参考课件、视频内容：

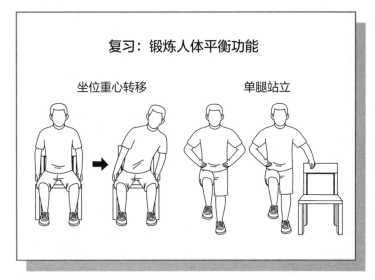

复习：锻炼人体平衡功能

坐位重心转移　　　　　　单腿站立

| 活 动 5 | 教授 2 个运动锻炼方法（15 分钟） | ★ |

【**所需材料**】参考课件、视频。

【**活动步骤**】

1. 讲课：平衡功能锻炼的原则

授课老师：通过运动锻炼预防跌倒的重要内容就是锻炼人体的平衡功能。对老年人而言，进行平衡功能锻炼需要掌握以下几个原则。

参考课件、视频内容：

平衡功能锻炼的原则

1. 主动参与

老年人主动参与，集中注意力，是保证锻炼效果的重要前提。

★2. 安全原则

安全第一是开展运动锻炼最重要的原则。锻炼前，先评估老年人平衡功能水平，再选择与老年人平衡功能水平相当的训练，从较低水平开始训练，逐渐从简单向复杂过渡。

训练环境中应去除障碍物，使用稳定的设备、设施（如桌椅、毯子等），加强安全教育，保持安全意识，特别注意穿着合适的衣服和鞋（衣裤长短、大小合适；穿软底、平跟、合脚的鞋）。

★3. 循序渐进

（1）支撑面积由大到小：从最稳定的体位逐步过渡到最不稳定的体位。

锻炼顺序：卧位→跪位→坐位→站立位→行走；

使用辅助器具→减少辅助器具的使用→不使用辅助器具。

（2）从静态平衡到动态平衡：首先锻炼静态平衡功能，即能独自坐或独自站立，当具有良好的静态平衡功能之后，再进行动态平衡锻炼。

锻炼顺序：静态平衡→动态平衡。

（3）从睁眼到闭眼：视觉对平衡功能有补偿作用，因而开始训练时可在睁眼状态下进行，当平衡功能改善后，可在闭眼状态下进行，增加训练难度。

锻炼顺序：有视觉反馈→减少视觉反馈→无视觉反馈。

（4）逐渐增加训练的复杂性：逐渐增加上肢、下肢和躯干的动作，增加头颈和躯干动作可以改善前庭功能。

锻炼顺序：床、椅、地面等稳定的支撑面——软垫、平衡垫、瑜伽球等活动的支撑面。

4. 综合治疗

平衡功能障碍一般不是单独存在的，老年人常伴有其他功能障碍，如肌力减退、肌张力异常或言语、认知功能障碍等，因此，需同时进行综合康复治疗。

★5. 及时调整

训练方案实施后，还要根据老年人的实际情况，定期评定，了解训练是否合适有效。根据评定的结果，及时调整训练方案（如内容、时间、难易程度等），然后再次实施，再次评定，再次调整，如此循环，直至训练方案结束。

★2. 教授运动锻炼方法：站立位重心转移（左右转移）

授课老师和助手讲解动作（使用参考课件和视频），现场演示，学员共同学习、锻炼。现场练习时，注意重点强调动作要领、安全性。

参考课件、视频内容：

站立位重心转移（左右转移）

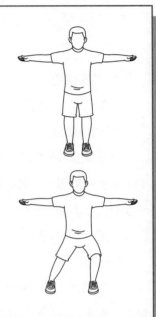

（1）训练目的：左右方向重心转移，锻炼关节和肌肉协调，使身体保持动态平衡。

（2）动作要领：双臂侧平举，双脚稍宽于肩部，引导上半身向右倾斜，右腿呈侧弓步下蹲，同时保持两只脚与地板接触，复位；再向左重复以上步骤。重复10次。

（3）注意事项：老年人向一侧倾斜时应逐渐增加范围和距离，不要用力过猛而失去控制导致跌倒；屈膝弓步下蹲时要保持下肢力线良好，膝关节与脚尖在一条线上。

提示

授课老师提供保护与帮助的方法

授课老师在学员学习和锻炼过程中应保障其安全，通过保护与帮助降低学员受伤风险，帮助学员更好学会动作要领。

站立位重心转移的保护与帮助方法：

✦ 一人保护：保护者站其正前方，手扶其大臂内侧，帮助练习者保持侧平举动作质量并顺势左右移动。

✦ 两人保护：一人同上，一人站其后方，手扶其腰，防止练习者转腰。

★ **3. 教授运动锻炼方法：脚尖 - 脚跟站立**

授课老师和助手讲解动作（使用参考课件和视频），现场演示，学员共同学习、锻炼。现场练习时，注意重点强调动作要领、安全性。

参考课件、视频内容：

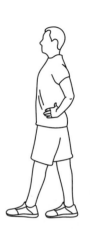

★ 脚尖 - 脚跟站立

1. 训练目的

改善站立平衡功能，降低跌倒风险。

2. 动作要领

✦ 无支撑物辅助时，老年人双手叉腰，站立位，两眼平视前方，将一只脚的脚跟放在另一只脚的脚尖前方，使脚跟与脚尖相对并在一条直线上，保持姿势 10 秒，更换两脚位置，再保持姿势 10 秒。

✦ 有支撑物辅助时，一手扶着支撑物，其他内容要求同上。

3. 注意事项

✦ 当老年人不能完成标准的脚尖 - 脚跟站立姿势时，可以双脚一脚在前一脚在后站立，但不必脚尖与脚跟在一条直线上，双脚开立，通过增加支撑面积降低难度。

✦ 难度进阶：站立时间可逐渐增加，上限为 30 秒。

✦ 可进行脚尖 - 脚跟站立姿势下的双人抛接球（网球等有弹性的球）训练，以增加趣味性，可以从不同角度向老年人抛球，并逐渐增加抛球距离和力度。

✦ 闭眼脚尖 - 脚跟站立训练需要有人在旁保护协助，以免出现跌倒。

提示

授课老师提供保护与帮助的方法

授课老师在学员学习和锻炼过程中应保障其安全，通过保护与帮助降低学员受伤风险，使学员在安全环境下更好地学会动作要领。

脚尖 - 脚跟站立的保护与帮助方法：

✦ 一人保护：保护帮助者站于其后方，双手挡在其身体两侧。

✦ 两人保护：分别站于其两侧，手可轻扶其背部。

活动 6	制订一周行动计划（10 分钟）

【所需材料】参考课件、《预防老年人跌倒健康教育教程（老年人用书）》。

【活动步骤】

1. 示范：制订一个行动计划

授课老师：又到了我们制订本周行动计划的时间，大家有了上周制订和落实行动计划的经验，本周应该已经知道我们制订行动计划的要求了。（授课老师可以参考第一课"制订计划的要素"部分，与学员共同回顾如何制订行动计划。）

授课老师和助手使用本周的《行动计划表》制订本周的行动计划，并展示和分享。具体操作同第一次课程。

参考课件内容：

一周行动计划（样例）

时间：_____ 年 _____ 月 _____ 日(星期一)至 _____ 年 _____ 月 _____ 日(星期日)

分类	行动内容 （做什么）	行动强度 （做多少）	行动时间 （什么时间做）	行动频次 （每周做 多少天）	完成信心 （0～10分）	完成情况记录 （完成、部分完成、未完成、超额完成、更改计划）
知识	1. 复习今天学习的内容	看一遍	周一,下午	1 天	9	
环境	2. 家居环境核查	检查家居跌倒危险环境	周一,下午	1 天	9	
运动	3. 脚尖 - 脚跟站立	二组,每组5～10秒	周二、周四、周六,早晨	3 天	8	
……						

★ **2. 制订行动计划**

2.1 制订行动计划

授课老师：现在请每个学员制订自己的行动计划，将计划写在自己的《预防老年人跌倒健康教育教程（老年人用书）》上。3～5分钟后，授课老师逐一朗读、分享每个学员的行动计划（也可以让每位学员自己朗读、分享），分享过程中授课老师可以对学员的计划提问、鼓励、点评。如果发现可行性较差的行动计划，可以提醒学员修改，但应注意行动计划必须是学员自愿制订，体现他自己的喜好和判断，不能变成家庭作业，不强制要求学员完成任何内容。

2.2 布置课后任务

今天给大家布置一个课后任务。每个人在未来一周，执行自己制订的行动计划，并且认真记录下每个活动的执行情况。（记录方法同上一周要求。）

活动 7　　总结（5分钟）

【**所需材料**】参考课件。

【**活动步骤**】

1. 回顾本次课程内容

授课老师快速回顾本次课程的主要内容。可以由授课老师口述本次课程主要内容；也可重新播放参考课件；还可以自由提问，并与学员共同完成回顾。

2. 分享上课感受

授课老师请3～5名学员分享：

（1）用一句话谈谈本堂课自己的感受。

（2）本堂课里自己最喜欢的内容。

（3）有没有信心落实自己本周的行动计划。

3. 解答问题

授课老师请学员自由提问，并进行解答。

4. 介绍下次课程安排

4.1 介绍下次课程的主要内容

授课老师：下次课程我们的主题是**识别和应对社区或室外环境中的跌倒危险因素**，还会继续教给大家几个运动锻炼方法。

4.2 强调上课时间、地点，考勤制度

授课老师：下次上课的时间是＿＿＿＿月＿＿＿＿日，星期＿＿＿＿，上午／下午＿＿＿＿：＿＿＿＿开始，地点在＿＿＿＿。

如果有人因为事情无法参加下次课程，请电话告诉我们。如果下次课程因为天气等原因更改时间或地点，我们会提前通知您。

4.3 表达希望下次见面的意愿

授课老师：无论您对本周计划的完成情况如何，我们都特别希望您能在下周继续参加到我们的课程中来。如果下周您不能参加我们的活动，也请您联系我们，尽量参加以后的课程。

5. 收尾工作

（1）授课老师送学员离开活动现场。

（2）授课老师收拾场地。

（3）授课老师讨论和总结本次课程，并记录在下表中。

第二次课程实施情况记录表

实施时间：　　　　年　　月　　日□□：□□至□□：□□	
授课老师姓名：　　　　　　　　　　　助手姓名：	
应到学员人数：　　　　　人；　实到学员人数：　　　　　人 缺勤学员姓名和原因：	
实施过程记录： （较好做法、不足之处、特殊事件、典型案例、改善建议等） 	

积极应对室外环境危险因素

课程目的	识别常见室外环境跌倒危险因素
	★ 学会应对室外环境跌倒危险因素的方法
	★ 学会 2 个运动锻炼方法
	制订一周行动计划
所需材料	第三次课程参考课件
	运动锻炼视频：抬腿运动、脚跟脚尖提起运动
	白板、白板笔、笔
课程安排	活动 1　开场和回顾（5 分钟）
（75 分钟）	活动 2　分享上周行动计划完成情况（10 分钟）
	★ 活动 3　教授室外环境安全与防跌倒知识（20 分钟）
	★ 活动 4　复习学过的运动锻炼动作（10 分钟）
	★ 活动 5　教授 2 个运动锻炼方法（15 分钟）
	活动 6　制订一周行动计划（10 分钟）
	活动 7　总结（5 分钟）

标注★的活动是课程的重点内容。

第三次课程参考课件

运动锻炼：抬腿运动

运动锻炼：脚跟脚尖提起运动

活动 1　开场和回顾（5 分钟）

授课老师：

大家好，欢迎大家继续参加第三次预防跌倒课程。大家要相信：主动学习预防跌倒知识技能，并把这些知识技能应用与实际，建立科学的防跌倒行为习惯，就一定能减少跌倒发生。即便是一点小小的改变，都可能避免一次跌倒的发生。坚持下去，不跌倒，您能行！

我们共同回顾一下上次课程的内容，了解一下每个人上周行动计划的完成情况。然后我们继续向着预防跌倒的目标前进，继续学习和分享预防跌倒的科学知识和技能。

现在我们回顾一下上次课程的内容。（简单回顾主要内容即可，可采用口头复述、提问回答，或使用参考课件等形式。）

活动 2　分享上周行动计划完成情况（10 分钟）

【所需材料】参考课件、《预防老年人跌倒健康教育教程（老年人用书）》。

【活动步骤】

活动步骤同第二次课程，主要包括：①授课老师和助手分享示范；②学员分享交流；③如有问题则启动"解决问题"的步骤。具体操作和注意事项可参照本书第二次课程"分享上周行动计划完成情况"部分内容。

> 提示
>
> 　　如果学员已经很好地掌握了如何进行分享和讨论，授课老师和助手不必再进行示范，可以直接请学员开始分享交流和讨论。

| 活 动 3 | 教授室外环境安全与防跌倒知识（20 分钟） | ★ |

【所需材料】参考课件。

【活动步骤】

1. 讲课：跌倒相关室外环境因素

授课老师：除在家庭内发生的跌倒外，在社区、道路等等室外环境发生的跌倒并不少见，今天我们共同了解一下室外环境中有哪些常见的跌倒相关危险因素，在室外环境中该如何预防跌倒。

老年人常活动的室外环境有社区、道路、运动场地、市场、商场等。这些场所的环境千差万别，很难有统一的标准去衡量和评价其安全性。这些环境中常见的跌倒危险因素包括以下几个方面。

参考课件内容：

跌倒相关的室外环境危险因素

1. 地面和道路

倾斜、陡峭、不平坦、坑洞，湿滑，障碍物。

2. 台阶、斜坡

台阶或斜坡的高度、宽窄、幅度不合适，台阶级数太多或太少、破损、不易被观察到，没有扶手。

3. 照明

社区、道路、台阶、斜坡等区域照明不足。

4. 休息场所

社区、公园、道路、商场等缺少休息座位。

5. 自动扶梯

自动扶梯速度快，使用自动扶梯人多。

6. 人流

拥挤的人流，交通出行高峰。

7. 交通信号灯

交通信号灯时间过短。

8. 天气因素

雨雪、大风等。

提示

授课老师在讲解环境危险因素时，如能在参考课件中增加本地区危险环境和安全环境的照片，活动效果会更好。

2. 集体讨论

授课老师带领学员逐一对照各室外环境危险因素，请学员自由发言，说出他们实际生活中发现的室外环境危险因素情况。（可以将本社区内的环境作为重点讨论。）

授课老师：现在我们想一想：如何避免因为室外环境危险因素造成的跌倒？像大家刚刚说到的那样，社区、道路、商场或其他室外环境都或多或少地存在容易导致跌倒的环境危险因素。而且这些环境危险因素多数是我们老年人自己无法清除或改造的。面对这样的环境现状，作为老年人，我们能做些什么预防跌倒？（授课老师组织开放式讨论，收集大家的答案。助手将学员提出的建议记录在大白纸上。）

授课老师采集学员的建议后，根据大家的回答将答案分为改善环境、调整行为、求助有关部门、其他四类，并强调改变行为是比较可行、老年人可以自己控制、可做到的应对策略；其他应对策略也很重要，但可能无法马上起到防跌倒的作用。这时可强调健康自我管理的理念，鼓励大家通过调整行为，应对室外环境中的环境危险因素。

★ 3. 讲课：如何应对室外跌倒危险环境

授课老师总结老年人应对室外环境危险因素的策略和方法。

参考课件内容：

★ 面对室外跌倒危险环境，您可以做什么

1. 保持警惕

树立"跌倒可以预防的理念"，在室外活动时注意观察环境中的危险因素，不要心存侥幸心理。行走过程中不要双手插在衣服兜里。

2. 减速慢行

放慢走路、转身、上下楼梯、上下车、起身的速度。开房门、去卫生间、排队时别着急，不要"忙中出错"。

3. 检查环境

注意检查您所在的社区、公园、道路、商场、地铁、楼道等环境，特别应注意地面是否湿滑，有无坑洼不平、台阶坡道、障碍物等。注意环境中是否有车辆、人流、动物，远离那些可能碰倒您的人、物。

4. 找支撑物

走路、上下楼等行动时，优先选择有扶手、栏杆或其他支撑物的区域。乘坐自动扶梯时，注意站稳扶好，上下扶梯时注意保持身体平衡，不在人流量大的高峰时段乘坐扶梯，不在上下扶梯区域停留。乘坐扶梯困难时，尽量选择升降电梯，或者向工作人员寻求帮助。

5. 走在明处

选择照明好、能看清地面的区域行走。

6. 主动休息

根据身体条件，在行走、运动、交通出行过程中主动休息，避免因体力下降增加跌倒风险。过马路时，如果无法在交通信号灯绿灯时间内通过马路，应选择马路上安全岛等安全区域暂时休息。上楼时，适当增加休息次数。

7. 穿着适当

外出活动穿合体的衣裤、便于行走的鞋，不穿高跟鞋、拖鞋；根据天气情况和身体状况佩戴帽子、太阳镜。

8. 关注天气

出行前关注天气预报，减少雨、雪、雾、风天气及极端气候条件下的外出活动。

9. 随身携带

出门活动时携带手杖、电话、本人信息卡片。外出购物携带购物拉车。夜晚出行带上照明工具。

10. 不凑热闹

尽量不在出行高峰时段外出，不在人流量大的时段去公园、商场、车站等场所。

4. 布置课后任务

授课老师：请大家在今天的课后，就开始注意观察环境中的跌倒危险因素，选择更安全的出行路线、运动场所、游玩地点。今后的日常活动中使用今天在课堂中学到的知识，调整自己的行为，减少跌倒的发生。

活动 4　复习学过的运动锻炼动作（10 分钟）

【所需材料】参考课件、视频。

【活动步骤】

1. 热身

授课老师和助手带教，现场指导，注意重点强调动作要领、安全性。

参考课件内容：

热身运动

　　根据身体条件选择搓手、活动颈部、扩胸、活动腰部、原地踏步、弓步压腿、活动踝关节、活动腕关节等常规热身活动。

　　各项活动左右各 30 秒一组，各做 2 组。热身时间不少于 5 分钟。

2. 复习学过的运动锻炼动作

授课老师：我们已经学过了几个运动锻炼的方法，现在大家一起复习一下。

授课老师和助手带领大家做一遍动作，起到复习动作要领的作用即可。

参考课件、视频内容：

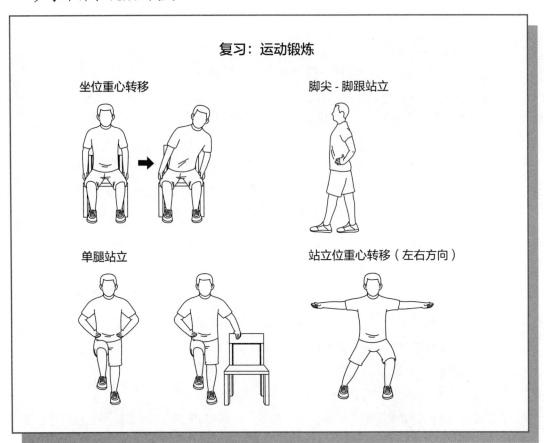

复习：运动锻炼

坐位重心转移　　　　　　　　　脚尖 - 脚跟站立

单腿站立　　　　　　　　　站立位重心转移（左右方向）

| 活动 5 | 教授 2 个运动锻炼方法（15 分钟） | ★ |

【所需材料】参考课件、视频。

【活动步骤】

1. 讲课：下肢肌肉力量与跌倒

授课老师：

（1）下肢力量强弱是老年人能否保持身体平衡、是预防跌倒的重要因素。随着人体的衰老，老年人肌肉力量逐渐变差，科学、积极地进行肌肉力量锻炼，可以减缓老年人肌肉力量的衰退。从预防老年人跌倒的角度看，积极进行下肢肌肉力量锻炼十分必要。

（2）锻炼下肢力量时，需要注意些什么？现在我们来共同学习一下。现在我们一起学习 2 个常用的锻炼老年人下肢肌肉力量的锻炼方法。

参考课件内容：

锻炼下肢力量的注意事项

1. 运动过程中请穿合适的衣服鞋袜，裤腿不宜过长。

2. 运动强度与运动量须因人而异。

✦ 对于身体功能良好的老年人，可在此动作的基础上进阶训练（增加难度），例如利用弹力带进行适度抗阻训练，也可适度增加运动组数或次数来增加运动量。

✦ 对患有冠心病、高血压等心脑血管疾病的老年人，建议在此基本动作上选择退阶或辅助训练（降低难度），例如坐立位完成脚跟脚尖提起运动、俯卧位完成向后抬腿运动。

3. 运动须循序渐进，逐渐调整运动难度、运动量、运动强度和运动时间，切勿"咬牙坚持"或"挑战极限"。对于平衡功能较差的老年人，须从卧位或坐位开始，以防跌倒。

4. 运动过程中若出现胸闷心悸、肢体疼痛等其他不适症状时，应立即暂停运动，严重者须及时就医。

（3）现在我们一起学习 2 个常用的锻炼老年人下肢肌肉力量的方法。

★ 2. 教授运动锻炼方法：抬腿运动

授课老师和助手讲解动作（使用参考课件和视频），现场演示，学员共同学习、锻炼。现场练习时，注意重点强调动作要领、安全性。

提示

有些学员学习本动作时会感觉有难度，易有疲劳感，因此，在第一次学习本动作时，以教会动作要领为主要目的，可以降低锻炼强度。

参考课件、视频内容：

★ 抬腿运动（前、后、外三个方向）

1. 动作要领

站立位，手扶墙面或椅背，一侧腿支撑，另一侧腿向不同方向抬起，维持 10 秒，缓慢放下，换另一侧腿重复相同动作。

（1）向前抬腿：抬起腿屈膝向前向上抬起，类似踏步动作，尽量使大腿与地面平行；

（2）向后抬腿：抬起腿直膝向后抬起，尽量抬高；

（3）向外抬腿：抬起腿直膝向外侧抬起，尽量抬高。

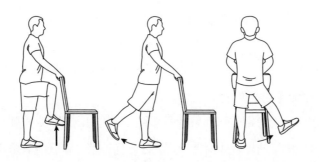

---

2. 练习方案

（1）训练组次：左右侧各练习8~10次，完成3个方向的练习为1组，练习3组；

（2）间歇时间：每个方向练习之间休息1分钟，每组间休息3分钟；

（3）训练频次：2~3次/周。

提示

授课老师提供保护与帮助的方法

授课老师在学员学习和锻炼过程中应保障其安全，通过保护与帮助降低学员受伤风险，帮助学员更好学会动作要领。

抬腿运动的保护与帮助方法：

1. 抬腿运动（向前）

✦ 一人保护：保护者站于抬腿一侧，一手扶其腰，一手托其大腿。

✦ 两人保护：保护者分别站于练习者两侧，抬腿侧保护者一手扶其腰，一手托其大腿，支撑腿侧保护者一手固定支撑物，一手扶其腰。

2. 抬腿运动（向后）

✦ 一人保护：保护者站于抬起腿一侧，一手反向扶其肩，防止身体前倾，一手轻扶抬起腿膝盖。

✦ 两人保护：保护者分别站于练习者两侧，支撑腿一侧保护者固定支撑物并反向扶其肩，防止身体前倾，抬腿侧保护者一手轻扶其膝盖，一手托其脚踝。

3. 抬腿运动（向外）

✦ 一人保护：保护者站于练习者后方，一手扶其支撑腿一侧身体，助其身体保持中正，一手扶其抬起腿膝盖内侧。

✦ 两人保护：保护者分别站于练习者后方和支撑腿的侧方，支撑腿一侧保护者固定支撑物并扶其身体，助其身体保持中正，后方保护者一手轻扶其膝盖内侧，一手轻扶其踝关节内侧。

★ **3. 教授运动锻炼方法**：脚跟脚尖提起运动

授课老师和助手讲解动作（使用参考课件和视频），现场演示，学员共同学习、锻炼。现场练习时，注意重点强调动作要领、安全性。

参考课件、视频内容：

★ 脚跟脚尖提起

1. 动作要领

（1）站立位，双腿分开与肩同宽，手扶墙面或椅背；

（2）提起脚跟，保持 5 秒，缓慢放下；

（3）提起脚尖，保持 5 秒，缓慢放下；

（4）整个过程中身体尽量保持直立，尤其在提脚尖时不要屈髋代偿。

2. 练习方案

（1）训练组次：每组 8～10 次，共 3 组；

（2）间歇时间：组间间歇 1 分钟；

（3）训练频次：2～3 次 / 周。

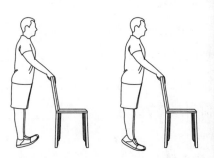

提示

授课老师提供保护与帮助的方法

授课老师在学员学习和锻炼过程中应保障其安全，通过保护与帮助降低学员受伤风险，使学员更好地学会动作要领。

脚跟脚尖提起运动的保护与帮助方法：

1. 脚跟提起

✦ 保护与帮助方法：保护帮助者站其侧后方，一手反扶肩，一手扶腰，助其身体不过度前倾。

2. 脚尖提起

✦ 保护与帮助方法：保护帮助者站其侧后方，一手反扶肩，一手轻推臀部，防止其屈髋。

活动 6　制订一周行动计划（10分钟）

1. 示范：制订一个行动计划

授课老师：又到了我们制订本周行动计划的时间，大家有了几次制订和落实行动计划的经验，本周应该已经掌握制订行动计划的方法了。（可以直接组织大家制订本周行动计划。如有必要也可以参考第一课"制订计划的要素"部分，与学员共同回顾如何制订行动计划。）

参考课件内容：

一周行动计划（样例）

时间：＿＿年＿＿月＿＿日(星期一)至＿＿年＿＿月＿＿日(星期日)					
分类	行动内容 （做什么）	行动强度 （做多少）	行动时间 （什么时间做）	行动频次 （每周做 多少天）	完成信心 （0～10分）	完成情况记录 （完成、部分完 成、未完成、超额 完成、更改计划）
知识	1. 复习今天 学习的内容	看一遍	周一，下午	1天	9	
环境	2. 小区环境 核查	观察经常去场所 的环境安全性	周二，上午晨 练后	1天	9	

续表

时间：_____年_____月_____日(星期一)至_____年_____月_____日(星期日)					
分类	行动内容 （做什么）	行动强度 （做多少）	行动时间 （什么时间做）	行动频次 （每周做 多少天）	完成信心 （0～10分）	完成情况记录 （完成、部分完 成、未完成、超额 完成、更改计划）
运动	3. 运动:抬腿运动	向前、向后、向外3方向各做2组,每组10次	周一、周三、周五,早晨	3天	8	
运动	4. 运动:脚尖-脚跟站立	2组,每组5～10秒	周一、周三、周五,早晨	3天	8	
......						

★ 2. 制订行动计划

2.1 制订行动计划

授课老师：现在请每个学员制订自己的行动计划，将计划写在自己的《预防老年人跌倒健康教育教程（老年人用书）》上。3～5分钟后，授课老师逐一朗读、分享每个学员的行动计划（也可以让每位学员自己朗读、分享），分享过程中授课老师可以对学员的计划提问、鼓励、点评。如果发现可行性较差的行动计划，可以提醒学员修改，但应注意行动计划必须是学员自愿制订，体现他个人的喜好和判断，不能变成家庭作业，不强制要求学员完成任何内容。

2.2 布置课后任务

授课老师：今天给大家布置一个课后任务。每个人在未来一周，执行自己制订的行动计划，并且认真记录下每个活动的执行情况。（记录方法同上一周要求。）

活动 7	总结（5分钟）

【所需材料】参考课件。

【活动步骤】

1. 回顾本次课程内容

授课老师快速回顾本次课程的主要内容。可以由授课老师口述本次课程主要内容；也可重新播放参考课件；还可以自由提问，并与学员共同完成回顾。

2. 分享上课感受

授课老师请每一个学员分享：

（1）用一句话谈谈本堂课自己的感受。

（2）本堂课里自己最喜欢的内容。

（3）有没有信心落实自己本周的行动计划。

3. 解答问题

授课老师请学员自由提问，并进行解答。

4. 介绍下次课程安排

4.1 介绍下次课程的主要内容

授课老师：下次课程我们会学习**跌倒相关疾病的知识**，还会继续教给大家几个运动锻炼方法，复习已经学过的知识和技能。

4.2 强调上课时间、地点，考勤制度

授课老师：下次上课的时间是＿＿＿＿月＿＿＿＿日，星期＿＿＿＿，上午／下午＿＿＿＿：＿＿＿＿开始，地点在＿＿＿＿。

如果有人因为事情无法参加下次课程，请电话告诉我们。如果下次课程因为天气等原因更改时间或地点，我们会提前通知您。

4.3 表达希望下次见面的意愿

授课老师：无论您对本周计划的完成情况如何，我们都特别希望您能在下周继续参加到我们的课程中来。即使下周由于各种原因您不能参加我们的活动，也请您联系我们，尽量参加以后的课程。

5. 收尾工作

（1）授课老师送学员离开活动现场。

（2）授课老师收拾场地。

（3）授课老师讨论和总结本次课程，并记录在下表中。

第三次课程实施情况记录表

实施时间： 年 月 日□□：□□至□□：□□	
授课老师姓名： 助手姓名：	
应到学员人数： 人； 实到学员人数： 人 缺勤学员姓名和原因：	
实施过程记录： （较好做法、不足之处、特殊事件、典型案例、改善建议等） 	

预防控制跌倒相关疾病

课程目的　★ 了解与跌倒相关的疾病有哪些
　　　　　★ 学会 2 个运动锻炼方法
　　　　　　 制订一周行动计划

所需材料　第四次课程参考课件
　　　　　运动锻炼视频：侧向走、坐 - 立 - 坐练习
　　　　　白板、白板笔、笔

课程安排　活动 1　开场和回顾（5 分钟）
（75 分钟）活动 2　分享上周行动计划完成情况（10 分钟）
　　　　★ 活动 3　教授防控跌倒相关疾病知识（15 分钟）
　　　　★ 活动 4　复习学过的运动锻炼动作（10 分钟）
　　　　★ 活动 5　教授 2 个运动锻炼方法（20 分钟）
　　　　　 活动 6　制订一周行动计划（10 分钟）
　　　　　 活动 7　总结（5 分钟）

标注★的活动是课程的重点内容。

第四次课程参考课件

运动锻炼：侧向走

运动锻炼：坐 - 立 - 坐练习

活 动 1　开场和回顾（5 分钟）

授课老师：

大家好，欢迎大家的到来，非常高兴大家都能再次参加我们的预防跌倒课程。能按时参加我们的活动，您距离成功预防跌倒越来越近了。大家要相信：积极学习预防跌倒的知识技能，并把这些知识技能应用于实际，建立积极的防跌倒行为习惯，就一定能减少跌倒发生。即便是一点点的改变，都可能避免一次跌倒的发生。坚持下去，不跌倒，您能行！

首先我们回顾一下上次课程的内容。（简单回顾主要内容即可，可口头复述、提问回答，或使用参考课件。）

活 动 2　分享上周行动计划完成情况（10 分钟）

【所需材料】参考课件、《预防老年人跌倒健康教育教程（老年人用书）》。

【活动步骤】

活动步骤、内容同第二次课程，主要包括：①授课老师和助手分享示范；②学员分享交流；③如有问题启动"解决问题"的步骤。具体操作和注意事项可参照本书第二次课程"分享上周行动计划完成情况"部分内容。

活 动 3　教授防控跌倒相关疾病知识（15 分钟）　★

【所需材料】参考课件。

【活动步骤】

1. 讲课：跌倒相关疾病和症状

授课老师：今天我们关注导致老年人跌倒的另外一个原因：疾病。有很多疾病能增加跌倒的风险，首先让我们看看哪些疾病和症状能增加老年人跌倒的风险。

参考课件、视频内容：

★ 能增加老年人跌倒风险的疾病或症状

1. 眼部疾病

白内障、偏盲、青光眼、黄斑变性、老年性色素沉着等。

2. 足部疾病

鸡眼、胼胝（老茧）、趾囊炎、趾甲疾患、溃疡等。

3. 肌肉骨骼系统疾病

骨关节炎、风湿性关节炎、急性软组织损伤等。

4. 心脑血管疾病

体位性低血压、小血管缺血性病变等。

5. 神经系统疾病

脑卒中、帕金森病、小脑疾病、前庭疾病等。

6. 精神疾病

痴呆、抑郁、狂躁等。

7. 症状

晕厥、惊厥、眩晕、大小便失禁、尿频、尿急等。

2. 讲课：跌倒相关疾病的处理建议

2.1 跌倒相关疾病的处理原则

授课老师：许多疾病都可能导致跌倒发生，对于这类疾病，积极预防和治疗就是预防跌倒的方法。

参考课件内容：

★ 预防跌倒，积极治疗

✦ 预防第一：合理膳食、适当运动、戒烟限酒、心理平衡，主动预防疾病。

✦ 积极治疗：老年人患病后，不应讳疾忌医，要积极到正规医疗机构治疗与康复。

✦ 提高意识：了解疾病可能造成的跌倒风险，提高防跌倒意识。

✦ 排查疾病：一旦发生跌倒，无论是否受伤，都应告诉家人，到医疗机构做一次检查，排查一下跌倒是否由疾病引起。

2.2 常见跌倒相关疾病和症状诊疗建议

授课老师：患有一些疾病也不要过度担心，到正规医疗机构就诊、治疗，不盲目听信偏方、秘方；尽量控制疾病发展。常见的与跌倒相关疾病、症状的医学处理建议如下。

参考课件内容：

常见跌倒相关疾病／症状的医学处理措施

疾病／症状	医学处理措施	推荐专家、服务提供人员
眼部疾病	常规眼部检查；眼部药物使用；手术等	眼科专业医生、眼科专业检查人员
足部疾病	消除鸡眼；矫正设备包括鞋垫、鞋具；给予家庭足部护理指导	足病医生、矫形外科医生和技师
肌肉骨骼系统疾病	正确的诊断；使用抗炎药物；活动辅助设备（手杖、适老助行器等）；自我治疗教育；使用髋部保护装置；锻炼指导	理疗师、矫形外科医生和技师、风湿病医生
体位性低血压	评估所使用药物；健康教育	心血管病医生、老年科护理人员

续表

疾病/症状	医学处理措施	推荐专家、服务提供人员
神经系统疾病	正确的诊断；使用髋部保护装置	神经科医生、老年病学医生、其他职业治疗技师
精神疾患	详细询问可能的诱因；使用药物；使用髋部保护装置	神经科医生、精神科医生、心理学医生、老年护理人员
大小便失禁	正确的诊断；适当地指导；评估利尿剂的使用情况	泌尿科医生、失禁护理人员、妇科医生、职业理疗师、物理技师、老年护理人员
严重反复发作的眩晕	正确的诊断；鉴别病因	耳鼻喉科医生、神经科医生、心血管病医生

3. 讲课：骨质疏松症防治

授课老师：骨折是跌倒可能造成的严重后果之一。与年轻人相比，老年人在跌倒后更容易发生骨折。研究显示，跌倒是我国老年人创伤性骨折的首要原因。老年人患有骨质疏松症是造成其跌倒后更易发生骨折的重要原因。因此，做好骨质疏松症的预防是预防跌倒导致骨折的重要内容。关于骨质疏松症及其预防，我来和大家分享这些基本信息。（更多预防骨质疏松症的专业知识请参考附录2《防治骨质疏松知识要点》）

参考课件、视频内容：

★ 骨质疏松症及其预防

1. 什么是骨质疏松症

骨质疏松症是一种骨量低、骨组织微观结构损坏，导致骨脆性增加、骨折危险性增加为特征的全身性骨骼疾病，多发于老年人群。

2. 骨质疏松症的危害

疼痛、脊柱变形、骨折是骨质疏松症的三大临床表现。

3. 如何诊断骨质疏松症

诊断金标准：双能X射线骨密度检查。

4. 骨质疏松症的原因

✦ 钙调节激素的分泌失调致使骨代谢紊乱：甲状腺C细胞所分泌的降钙素（PTH）使骨代谢活跃，促进骨吸收。

✦ 性激素分泌减少：绝经后雌激素水平下降，雌激素对破骨细胞抑制作用减弱，破骨细胞数量增加、凋亡减少，且寿命延长，骨吸收比骨形成更快，造成骨量丢失。

✦ 蛋白质、钙、磷、维生素及微量元素摄入不足。

✦ 运动减少：适当的力学刺激有利于维持骨重建，修复骨骼微损伤，避免微损伤累积和骨折。

★5. 如何预防骨质疏松症

坚持体育锻炼；戒烟、限酒、避免过量食用碳酸饮料和浓咖啡；补充钙元素和维生素D；日照；药物治疗；避免跌倒和骨折。

活动 4 　复习学过的运动锻炼动作（10分钟）　　★

【所需材料】参考课件、视频。

【活动步骤】

1. 热身

授课老师和助手带教，现场指导，注意重点强调动作要领、安全性。

参考课件内容：

热身运动

根据身体条件选择搓手、活动颈部、扩胸、活动腰部、原地踏步、弓步压腿、活动踝关节、活动腕关节等常规热身活动。

各项活动左右各 30 秒一组，各做 2 组。热身时间不少于 5 分钟。

---

2. 复习学过的运动锻炼动作

授课老师：我们已经学过了几个运动锻炼的方法，现在大家一起复习一下。（如果时间允许，授课老师和助手带领大家做一遍动作，起到复习动作要领的作用即可。如果没有时间了，本复习仅通过回顾参考课件即可。）

参考课件、视频内容：

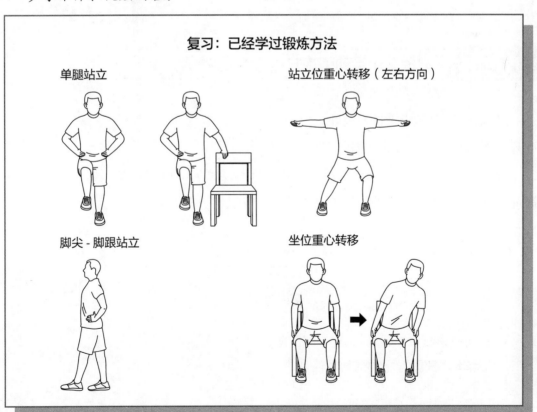

复习：已经学过锻炼方法

单腿站立　　　　　　　　　站立位重心转移（左右方向）

脚尖 - 脚跟站立　　　　　　坐位重心转移

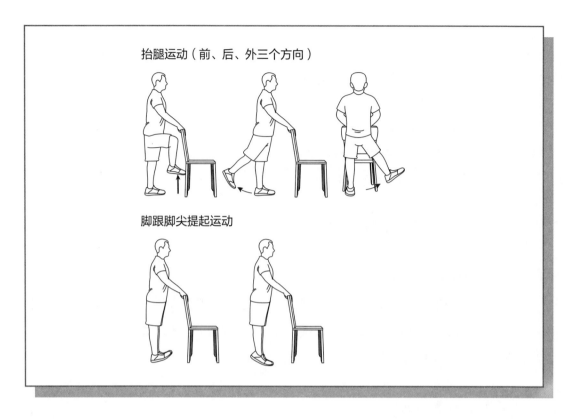

抬腿运动（前、后、外三个方向）

脚跟脚尖提起运动

活动 5　　**教授 2 个运动锻炼方法（20 分钟）**　　★

【所需材料】参考课件、视频。

★ 1. 教授运动锻炼方法：侧向走

授课老师和助手讲解动作（使用参考课件和视频），现场演示，学员共同学习、锻炼。现场练习时，注意重点强调动作要领、安全性。

参考课件、视频内容：

★ 侧向走

1. 训练目的

锻炼本体感觉、灵活性和协调性。

2. 动作要领

站立位，两手自然放于腰部，向右方侧步走，后向左方侧步走，如此反复。

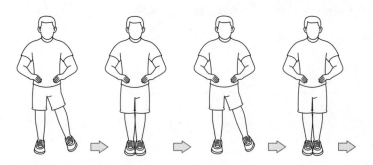

3. 注意事项

✦ 可以在地上画一条直线作为引导。

✦ 步行途中可以增加台阶、平衡垫等障碍物，绕过或跨过以增加难度。

提示

授课老师提供保护与帮助的方法

授课老师在学员学习和锻炼过程中应保障其安全，通过保护与帮助降低学员受伤风险，使学员更好地学会动作要领。

侧向走的保护与帮助方法：保护帮助者站其后方，双手扶其大臂内侧，顺势跟随。

★ 2. 教授运动锻炼方法：坐 - 立 - 坐练习

授课老师和助手讲解动作（使用参考课件和视频），现场演示，学员共同学习、锻炼。现场练习时，注意重点强调动作要领、安全性。

提示

有些学员学习本动作时会感觉有难度，易有疲劳感，因此，在第一次学习本动作时，以教会动作要领为主要目的，可以降低锻炼强度。

参考课件、视频内容：

★ 坐 - 立 - 坐练习：

1. 训练目的

锻炼老年人从坐位到立位再到坐位的动态平衡控制能力，锻炼下肢肌肉力量。

2. 动作要领

坐在稳定的椅子上，双脚与肩同宽平放于地面，双膝与脚尖方向一致，大腿与地面平行，小腿与地面垂直，手放膝上或椅子上。

初始动作准备好后开始起立。躯干前倾至鼻子与脚尖在同一垂直线上时，臀部发力向上推起，当感觉臀部抬离椅面后，双脚踩实地面，下肢发力向前上方移动，随后直立躯干，完成坐位到立位。

回到坐位，躯干前倾，臀部后移，做出"鞠躬"动作，通过下蹲慢慢将臀部降低到椅子上，然后躯干直立回到坐姿。重复 10 次。

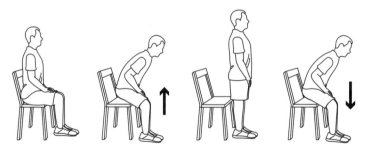

3. 注意事项

强调臀肌发力，核心保持稳定。

根据具体情况降低凳子的高度，高度越低，难度越大。

当下肢力量较差时，可以手扶辅助，双手助力进行训练，当力量改善后，可以双手交叉置于胸前以增加难度。

提示

授课老师提供保护与帮助的方法

授课老师在学员学习和锻炼过程中应保障其安全，通过保护与帮助降低学员受伤风险，使学员更好地学会动作要领。

坐 - 立 - 坐练习的保护与帮助方法：保护帮助者站其侧方，练习者起立躯干前倾时，保护者手挡在其肩部前侧，防止过度前倾，回到坐位身体前倾时，一手挡在其肩部前侧，一手扶其腰，助其坐时稳定。

活动 6　制订一周行动计划（10 分钟）

1. 示范：制订一个行动计划

授课老师：又到了我们制订本周行动计划的时间，大家有了上周制订和落实行动计划的经验，本周应该已经知道我们制订行动计划的要求了。（授课老师可以参考第一课 "制订计划的要素" 部分，与学员共同回顾如何制订行动计划。）

授课老师和助手使用本周的《行动计划表》制订本周的行动计划，并展示和分享。具体操作同第一次课程。

★ 2. 制订行动计划

2.1 制订行动计划

授课老师：现在请每个学员制订自己的行动计划，将计划写在自己的《预防老年人跌倒健康教育教程（老年人用书）》上。3 ~ 5 分钟后，授课老师逐一朗读、分享每个学员的行动计划（也可以让每位老年人自己朗读、分享），分享过程中授课老师可以对学员的计划提问、鼓励、点评。如果发现可行性较差的行动计划，可以提醒学员修改，但应注意行动计划必须是学员自愿制订，体现他自己的喜好和判断，不能变成家庭作业，不强制要求学员完成任何内容。

参考课件内容：

一周行动计划（样例）

时间：____年____月____日（星期一）至____年____月____日（星期日）					
分类	行动内容 （做什么）	行动强度 （做多少）	行动时间 （什么时间做）	行动频次 （每周做 多少天）	完成信心 （0～10分）	完成情况记录 （完成、部分完 成、未完成、超额 完成、更改计划）
知识	1. 复习今天学 习的内容	看一遍	周一， 下午	1天	9	
运动	2. 运动：侧向走	向左、右方向 各走3次，每 次10步	周二、周四、 周六，早晨	3天	9	
运动	3. 运动：坐-立- 坐练习	2组，每组5～ 10次	周二、周四、 周六，早晨	3天	8	

2.2 布置课后任务：执行行动计划、记录完成情况

今天给大家布置一个课后任务。每个人在未来一周，执行自己制订的行动计划，并且认真记录下每个活动的执行情况。（记录方法同上一周要求。）

活动 7　总结（5分钟）

【所需材料】参考课件、《预防老年人跌倒健康教育教程（老年人用书）》。

【活动步骤】

1. 回顾本次课程内容

授课老师快速回顾本次课程的主要内容。可以由授课老师口述本次课程主要内

容；也可重新播放参考课件；还可以自由提问，并与学员共同完成回顾。

2. **分享上课感受**

授课老师请每一个学员分享：

（1）用一句话谈谈本堂课自己的感受。

（2）本堂课里自己最喜欢的内容。

（3）有没有信心落实自己本周的行动计划。

3. **解答问题**

授课老师请学员自由提问，并进行解答。

4. **介绍下次课程安排**

4.1 介绍下次课程的主要内容

授课老师：下次课程我们会了解常见的**预防跌倒辅助**工具有哪些，如何选择拐杖、眼镜和鞋，还会继续教给大家几个运动锻炼方法，复习已经学过的知识和技能。

4.2 强调上课时间、地点，考勤制度

授课老师：下次上课的时间是＿＿＿＿＿月＿＿＿＿＿日，星期＿＿＿＿＿，上午／下午＿＿＿＿＿：＿＿＿＿＿开始，地点在＿＿＿＿＿。

如果有人因为事情无法参加下次课程，请电话告诉我们。如果下次课程因为天气等原因更改时间或地点，我们会提前通知您。

4.3 表达希望下次见面的意愿

授课老师：无论您对本周计划的完成情况如何，我们都特别希望您能在下周继续参加到我们的课程中来。即使下周由于各种原因您不能参加我们的活动，也请您联系我们，尽量参加以后的课程。

5. **收尾工作**

（1）授课老师送学员离开活动现场。

（2）授课老师收拾场地。

（3）授课老师讨论和总结本次课程，并记录在下表中。

第四次课程实施情况记录表

实施时间：　　　　年　　月　　日□□：□□至□□：□□	
授课老师姓名：　　　　　　　　　　　助手姓名：	
应到学员人数：　　　　人；　实到学员人数：　　　　人 缺勤学员姓名和原因：	
实施过程记录： （较好做法、不足之处、特殊事件、典型案例、改善建议等）	

使用防跌倒辅助工具

课程目的　　了解与跌倒相关辅助工具
　　　　　★ 了解选择拐杖、眼镜和鞋的要点
　　　　　　了解耐力锻炼基础知识
　　　　　★ 学会 2 个运动锻炼方法
　　　　　　制订一周行动计划

所需材料　　第五次课程参考课件
　　　　　　运动锻炼视频：健步走、蹬踏训练
　　　　　　演示用拐杖、鞋
　　　　　　白板、白板笔、笔

课程安排　　活动 1　开场和回顾（5 分钟）
（75 分钟）　活动 2　分享上周行动计划完成情况（5 分钟）
　　　　　★ 活动 3　教授防跌倒辅助工具选择和使用（20 分钟）
　　　　　★ 活动 4　复习学过的运动锻炼动作（15 分钟）
　　　　　★ 活动 5　教授 2 个运动锻炼方法（15 分钟）
　　　　　　活动 6　制订一周行动计划（10 分钟）
　　　　　　活动 7　总结（5 分钟）

标注★的活动是课程的重点内容。

第五次课程参考课件

运动锻炼：健步走

运动锻炼：蹬踏训练

活动 1	**开场和回顾（5 分钟）**

授课老师：

大家好，欢迎大家的到来，非常高兴大家都能再次参加我们的预防跌倒课程。能按时参加我们的活动，您距离成功预防跌倒越来越近了。大家要相信：积极学习预防跌倒的知识技能，并把这些知识技能应用于实际，建立积极的防跌倒行为习惯，就一定能减少跌倒发生。即便是一点点的改变，都可能避免一次跌倒的发生。坚持下去，不跌倒，您能行！

首先我们回顾一下上次课程的内容。（简单回顾主要内容即可，可口头复述、提问回答，或使用参考课件。）

活动 2	**分享上周行动计划完成情况（5 分钟）**

【所需材料】参考课件、《预防老年人跌倒健康教育教程（老年人用书）》。

【活动步骤】

活动步骤同第二次课程，主要包括：①授课老师和助手分享示范；②学员分享交流；③如有问题启动"解决问题"的步骤。具体操作和注意事项可参照本书第二次课程"分享上周行动计划完成情况"部分内容。

活动 3	**教授防跌倒辅助工具选择和使用（20 分钟）**	

【所需材料】参考课件、拐杖、鞋、太阳镜。

【活动步骤】

1. 讲课：预防跌倒相关辅具

授课老师：有些日常生活中的工具能帮我们预防跌倒发生，或者保护我们在跌倒后身体免受损伤。最常见工具包括拐杖、助行器、眼镜、防滑垫等等，今天我们来了解一下预防跌倒相关辅助工具。

也许您正在使用这些工具，但您的使用方法不一定正确；也许您现在还不需要使用这些工具，但可能未来的某个时候您就需要借助这些工具预防跌倒的发生了。主动使用预防跌倒的辅助工具，是积极预防跌倒的体现。

首先让我们看看常见的预防跌倒的辅助工具有哪些。

参考课件内容：

常见的预防跌倒辅助工具

1. 移位类器具

拐杖、助行器、轮椅等。

2. 防滑器具

防滑垫、防滑漆等。

3. 支撑物

扶手、护栏等。

4. 眼镜

远视眼镜、近视眼镜、太阳镜等。

5. 髋部保护装置

6. 跌倒报警装置

自动检测跌倒的报警装置、手动报警装置等。

7. 改善照明器具

小夜灯、带遥控器的灯具、感应开关的灯具、手电筒等。

8. 其他器具

洗浴凳、加长的鞋拔、取物器、无绳电话、床栏等。

★ **2. 讲课：拐杖的选择**

授课老师：拐杖是老年人最有可能使用的防跌倒工具，但日常生活中很多老年人错误地选择和使用拐杖，导致拐杖没有起到保护老年人、预防其跌倒的作用。下面我们来看一看如何选择拐杖。

参考课件内容：

★ 拐杖的选择

老年人选择拐杖时，必须亲自试用，主要关注拐杖的长度、底端、手柄、材质四个方面。

1. 长度要合适

拐杖过短或者过长容易导致手和上肢疲劳，造成身体倾斜，无法起到支撑作用，更容易使老年人失去平衡发生跌倒。

判断拐杖长度是否合适的方法：老年人自然站立，两手自然下垂，手腕横纹的高度应与拐杖手柄高度在同一平面。在拄拐杖时，使胳膊轻微弯曲 30°时，可以发挥肱三头肌的最大力量。

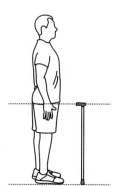

2. 底端需防滑

拐杖底端一定要有防滑头，购买时请检查拐杖防滑头是否能有效防滑。通常情况下，有凹凸平面的防滑头比光滑平面的防滑头更有效，硬度适中的橡胶材质比硬塑料材质的防滑头更能防滑。需要强调的是，随着拐杖底端防滑头的磨损，其防滑效果会变差，因此，定期检查拐杖防滑头的磨损程度、更换新的防滑头十分重要。

3. 手柄能抓牢

拐杖手柄以曲柄为好，类似登山杖的直柄手杖不建议老年人预防跌倒使用。选择拐杖时应重点考虑老年人能否握牢手柄，所以手柄的大小和材质很重要。握住拐杖手柄时，老年人拇指和食指能重叠形成闭合环，证明手柄大小合适。手柄太小或太大都会使老年人感觉不舒适、不方便，行走过程中遇到外力也容易把拐杖脱手。手柄的材质最好是防滑的，避免拐杖从手中滑脱。

4. 材质要结实

拐杖一定要结实、牢固、耐用。购买时应注重拐杖使用的木质、金属材质是否

够结实，有无弯曲或变形。新的或使用了一段时间的拐杖如出现弯曲、变形，不但无法预防跌倒，还可能是造成跌倒的原因。

此外，拐杖的选择还须注意三点：

（1）常见的拐杖有单脚拐杖和多脚拐杖。通常情况下单脚拐杖就能满足大多数老年人的需求。对于平衡功能较差、走路不稳的老年人而言，选择使用四脚拐杖可以更大地增加身体稳定性，预防跌倒发生，但在地面不平整的情况下，不建议使用四脚拐杖。

（2）拐杖重量适中，以保证老年人使用时不会因拐杖太重而感到疲劳和难以移动为宜。

（3）对于那些行动能力、平衡功能较差的老年人，不建议使用拐杖，而应使用四角助行器或者轮椅。

★ 3. 讲课：眼镜的选择和使用

授课老师：各位学员在日常生活中有人使用眼镜吗？大家都使用什么样的眼镜？

学员自由回答后，授课老师总结：老年人一般使用的眼镜包括近视眼镜、远视眼镜（老花镜）、太阳镜，分别用于不同的活动和环境中。但大家知道吗？不科学的选择和配戴眼镜也是老年人跌倒风险增加的原因之一。下面我们共同讨论一下选择和使用眼镜注意事项。使用参考课件讲解眼镜的使用与老年人跌倒的预防。

参考课件、视频内容：

★ 眼镜的使用与老年人跌倒的预防

老年人视力下降或眼部疾患会让老年人看不清楚路面，容易作出错误的判断，没有把脚抬到应有的高度，或者没有发现台阶和斜坡，还易被障碍物绊倒，发生跌倒。其中最常见的问题就是"老花眼"。我们都知道佩戴近视眼镜时一定要先验光，再配镜。可是不少老年人在配老花镜时，却经常忽视这个问题，只凭感觉买老花镜，结果往往无法真正达到矫正视力的效果，还可能埋下安全隐患。

1. 如何挑选老花镜

（1）当配即配，别犹豫：当老年人出现眼花等症状时，就要及时检查、配镜。很多老年人发现自己看东西模糊不清了，也不愿接受眼花事实，强撑着或凑合着不去配眼镜，进而产生头晕、眼胀等症状。

（2）配镜前要进行眼科检查：老年人可能同时存在近视、远视、散光等多种视力问题，而且两只眼睛视力不良的程度有所不同。因此，应先要到正规医疗机构做眼睛专门的检查，在排除白内障、青光眼以及一些眼部疾病后，再验光配镜。

（3）老花镜要定期更换：一般情况下，老花镜佩戴2年左右就应该再次验光，重新配镜。由于老年人老花度数不断增加，眼镜也会出现划痕、老化等现象，不能一副眼镜戴到底。老年人应随着年龄的增长及时更换老花镜，直到眼睛老花的度数不再增加时为止。

2. 慎重使用多焦点眼镜

近年来很多老年人选择使用多焦点眼镜。多焦点镜片从上到下按照渐进的规律存在不同的屈光度，老年人用眼镜上部可以看清楚远距离物件；用眼镜下部可以看清楚近距离物件；两个区域之间由过渡带连接，能看清中距离物件。但由于多焦点眼镜的两侧存在视力矫正盲区，有可能让老年人看到的物体位置远于或近于物体的实际位置，增加跌倒的风险。老年人应慎重选择和使用多焦点眼镜，特别是在行走、室外活动等过程中。

3. 使用太阳镜

在户外活动时，选择使用太阳镜能减少光线对眼睛的刺激，让老年人更好地在阳光或者照明强烈的环境中获得更高的视力。但老年人使用太阳镜也有一些讲究。

（1）合格的太阳镜应使颜色不失真，佩戴时能清楚辨识交通信号灯。

（2）佩戴太阳镜后，可清楚看到物体边缘。

（3）佩戴太阳镜后，不感到眩晕和不适。

（4）太阳镜颜色深浅适度，不要佩戴颜色过深的太阳镜。

（5）如果患有眼部疾患，请眼科医生判断老年人是否适合佩戴太阳镜。

（6）在夜晚或在光线较暗的环境中不要使用太阳镜。

★ 4. 讲课：鞋的选择

授课老师：很多老年人没有意识到：有时，穿着不合适的鞋就是您跌倒最重要的原因，从预防跌倒的角度，选鞋和穿鞋有什么讲究？今天我们一起了解一下。

参考课件、视频内容：

★ 鞋的选择

老年人在挑选鞋时应仔细观察和比较鞋各部分特点和功能，选择安全合适的鞋。

1. 安全的鞋

（1）鞋底：鞋底稳定性高并且防滑性能好；鞋底中间厚度足以隔绝地面的不平坦；鞋底具有稳固的鞋后缘。

（2）鞋跟：避免选择高跟鞋。鞋跟需要具有较广阔的鞋跟面积。

（3）鞋身：鞋帮高度合适，鞋身柔韧且具有弹性。

（4）鞋头：选择透气、宽阔，并能保护足趾及使其自由伸展的圆头鞋。

（5）大小：选择尺码合适的鞋；鞋身要够长，脚趾头不能碰触到鞋头。

（6）鞋带：走路时鞋带（或粘贴带）可以稳固包住脚背的鞋。但为了增加穿脱的方便性，老年人可避免选择需要绑带的鞋。

（7）材质：鞋的材质柔软，保暖性透气性好。

2. 这样的鞋不要穿

（1）鞋底：过于光滑，在潮湿的地面上容易滑倒。

（2）鞋跟：过高或过窄的鞋跟都会走路不稳，易使脚踝拉伤。

（3）鞋身和长度：松动的鞋后缘会使脚滑动，不易保持身体稳定。

（4）大小：过大或过小的鞋都会使走路不适。

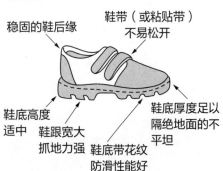

> **提示**
>
> 　　1. 授课老师可准备拐杖、鞋、太阳镜等实物，辅助教学，现场演示挑选拐杖的方法、调节拐杖高度的方法等。
>
> 　　2. 可现场让学员评估自己正在使用的拐杖、鞋、眼镜等的安全性如何。

活动 4　复习学过的运动锻炼动作（15 分钟）　

1. 热身

授课老师和助手带教，现场指导，注意重点强调动作要领、安全性。

参考课件内容：

> **热身运动**
>
> 　　根据身体条件选择搓手、活动颈部、扩胸、活动腰部、原地踏步、弓步压腿、活动踝关节、活动腕关节等常规热身活动。
>
> 　　各项活动左右各 30 秒一组，各做 2 组。热身时间不少于 5 分钟。

2. 复习学过的运动锻炼动作

【所需材料】参考课件、视频。

【活动步骤】

授课老师和助手带领大家共同做一遍已学习过的锻炼动作，注意锻炼过程安全性。

参考课件、视频内容：

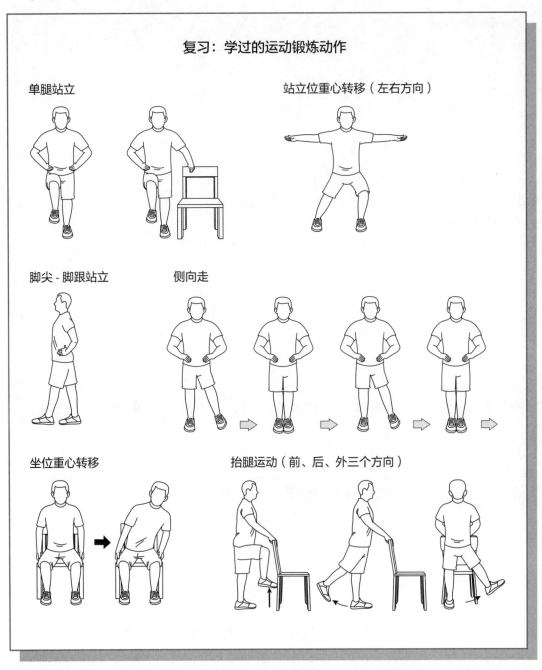

复习：学过的运动锻炼动作

单腿站立

站立位重心转移（左右方向）

脚尖 - 脚跟站立

侧向走

坐位重心转移

抬腿运动（前、后、外三个方向）

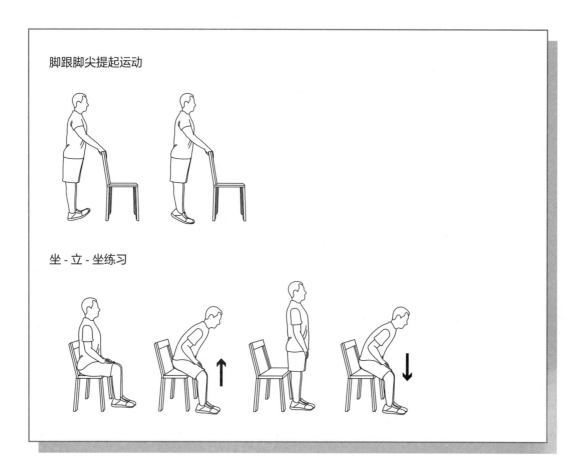

脚跟脚尖提起运动

坐 - 立 - 坐练习

活动 5　教授 2 个运动锻炼方法（15 分钟）　★

【所需材料】参考课件。

【活动步骤】

1. 讲课：耐力锻炼

授课老师：今天我们再谈谈耐力性运动（又称有氧运动）。耐力性运动（有氧运动）通常是指以有氧代谢功能进行的运动，目的是提高心肺耐力，一般用于促进心血管健康，根据运动形式和强度的不同，耐力性运动也改善老年人的平衡能力与活动性。

适合老年人的耐力性运动种类很多。

参考课件内容：

适合老年人提高体能的耐力性运动

分组	运动描述	适宜人群	运动类型（举例）
A	需要最少的技能或体能进行的耐力性运动	所有老年人	步行、休闲骑自行车、水中有氧体操、慢速舞蹈
B	需要最少的技能进行的高强度耐力性运动	有规律运动习惯和／或至少达到平均体能水平的老年人	慢跑、划船、有氧体操、爬楼梯、快速舞蹈
C	需要一定技能才能进行的耐力性运动	具备某些运动技能和／或至少达到平均体能水平的老年人	游泳、滑冰
D	娱乐性耐力运动	有规律运动习惯并达到平均体能水平的老年人	持拍运动

　　授课老师：A组活动包括老年人经常参加的耐力性运动训练的类型和方式。步行是最简单实用的运动方式。A组活动的强度比较容易控制，特别是对那些刚刚开始参与活动的老年人。根据个人的健康状况和体能水平、运动能力和兴趣差异，B～D组的活动对老年人也是合适的。老年人可以选择坚持某项运动或者循序渐进地挑战更多的运动。耐力性运动训练时需要避免那些可能使关节受伤的、增加跌倒风险或碰撞引起受伤的运动。

　★ 2. 教授运动锻炼方法：健步走

　　授课老师和助手讲解动作（使用参考课件和视频），现场演示，学员共同学习、锻炼。现场练习时，注意重点强调动作要领、安全性。

参考课件、视频内容：

★ 健步走

1. 动作要领

✦ 腰背挺直、抬头挺胸，视线望向前方 15 ～ 20 米。

✦ 自然摆臂，肩膀放松。（研究显示，与不摆臂相比，步行时摆臂最高可增加 30% 的心肺功能负荷强度；摆臂时双手握水瓶等轻重量物体，可作为递增心肺功能负荷强度的方法之一。）

✦ 膝盖伸直，步伐适中。

✦ 落地轻盈，不要拖地。

2. 运动强度

✦ 目标心率 =（220- 年龄）× 期望强度 %

✦ 参考强度：60 ～ 69 岁：65% ～ 75%；70 岁以上，60% ～ 70%。

（可参考各年龄段健步走强度）

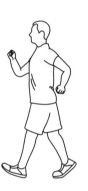

✦ 步频 90 ～ 120 步 /min，步速 80 ～ 100m/s，争取达到预期的运动强度。

✦ 运动时间：1 小时左右。其中包括 10 分钟的准备活动、中间 40 分钟正常的运动过程和最后 10 分钟的整理放松。运动过程中可以适当休息，但至少保持目标心率 10 分钟以上。

✦ 步行强度和时间应随着运动能力的增加而逐渐增加。例如，起始阶段坚持 10 ～ 15 分钟，能力提高之后慢慢延长到 40 分钟。

✦ 锻炼时以安全为第一原则，锻炼时感觉不舒服或疲劳时应停止运动或降低运动强度。

3. 注意事项与安全问题

（1）在适宜的气候、时间进行健步走

✦ 夏季选择凉快的时间，冬季选择气温较高的时间段进行锻炼。

✦ 较为理想的健步走时间是上午 9、10 点钟和下午 3、4 点钟。

✦ 不要在过早（天没亮或天刚刚亮时）或过晚（天黑以后）的时间段运动。

（2）选择适宜健步走的户外环境及运动装备

✦ 在光线明亮、路面平整的区域进行健步走。随着能力提高增加适量上下坡的行走练习。

✦ 着轻便舒适的运动鞋，吸汗透气的衣服，秋冬季出汗后注意保暖。

（3）饮食和补水

✦ 避免空腹和饱腹的状态。

✦ 运动过程中及时补水，特别是天气炎热、运动时间长、运动强度偏大的时候，糖尿病患者尤其要注意补水。

✦ 补水量建议：运动前 250ml，运动中 500～1 000ml，运动后 250～500ml。

（4）强度调整

✦ 呼吸比平时急促，心跳的节律比平时加快，微微出汗，但是没有感觉上气不接下气，也不会大汗淋漓；同时在运动过程中可以和同伴交流，还有坚持下去的体力和精力，基本上为适宜强度（可以说话，但不能唱歌）。

✦ 如果出现异常不适感觉，如心慌气短、胸痛、头晕、眼花、面色苍白、走路不稳等情况，应及时停止运动，并及时就医，经医生诊断后调整方案再进行锻炼。

✦ 健步走过程中，感觉强度较低或实时心率达不到预期目标时，可以适当加快步速，增加行走过程中的上下坡度，或双手持矿泉水瓶、小哑铃等重物。

★ 3. 教授运动锻炼方法：蹬踏训练

授课老师和助手讲解动作（使用参考课件和视频），现场演示，学员共同学习、锻炼。现场练习时，注意重点强调动作要领、安全性。

参考课件、视频内容：

★ 蹬踏训练

1. 动作要领

✦ 正向蹬踏训练：面向台阶或踏板站立，脚尖朝向正前方，一侧全脚掌踏在台阶或踏板上，轻扶支撑物以保持身体平衡，前侧大腿和臀部发力，使后腿离地并抬起，然后再慢慢落回地面，随后前腿也收回至地面，完成一个动作。

✦ 侧方蹬踏训练：台阶或踏板放置在身体一侧，靠近台阶或踏板一侧的全脚掌放于台阶或踏板上，轻扶支撑物以保持身体平衡，置于台阶或踏板一侧的大腿和臀部发力，使另一侧腿离地并抬起，然后再慢慢落回地面，随后发力腿也收回至地面，完成一个动作。

✦ 练习时，上身保持平衡直立，避免臀部过度左右摆动，如果出现这种情况，可以减小动作幅度，降低运动速度。膝关节与脚尖要保持在同一方向，发力腿弯曲时不要超过脚尖。

✦ 随着稳定性不断提高，可以逐渐减小手扶支撑物的力量，最后将两手完全放开，肘关节自然微屈，自然放松摆动。

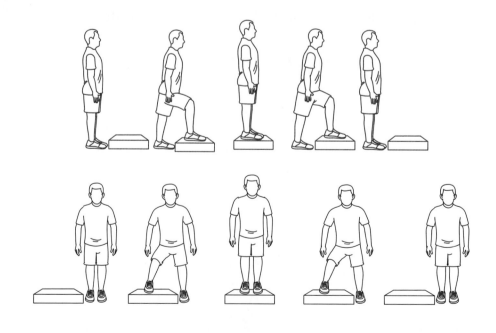

2. 运动强度

✦ 根据个人能力选择台阶或踏板起始高度，一般以 10cm 左右为宜，随下肢力量和稳定性提高逐渐递增台阶或踏板高度。

✦ 起始 10～15 个 / 组，两侧交替，每侧 3～5 组 / 天，每周进行 3～4 天。随下肢力量和稳定性提高，以 5 个为单位逐渐递增每组练习个数。

3. 注意事项与安全问题

✦ 器械选择：早期宜使用双侧有扶手的台阶，或可以移动到固定物旁边的踏板，踏板应与地面摩擦力大，蹬踏过程中不会移动；后期可选择能够增加高度的组合踏板。

✦ 本身稳定性较差的老年人练习过程中需要有人在旁边保护，放慢动作节奏，减小动作幅度。

提示

授课老师提供保护与帮助的方法

授课老师在学员学习和锻炼过程中应保障其安全，通过保护与帮助降低学员受伤风险，使学员更好地学会动作要领。

台阶蹬踏的保护与帮助方法：提前准备好可供练习的台阶或踏板，一定注意保障台阶或踏板稳固、安全。

1. 向前

✦ 一人保护：保护帮助者站其侧方，一手挡其肩部前侧，一手扶其腰。

✦ 两人保护：分别站其两侧，一人同上，一人扶其大臂内侧，顺势跟随。

2. 向侧

✦ 一人保护：保护帮助者站其前方，双手扶其大臂内侧，顺势跟随。

✦ 两人保护：分别站于其前后方，前方保护者同上，后方保护者扶其腰，顺势跟随。

活动 6 制订一周行动计划（10 分钟）

1. 示范：制订一个行动计划

授课老师：又到了我们制订本周行动计划的时间，大家有了几次制订和落实行动计划的经验，本周应该已经掌握制订行动计划的方法了。（可以直接组织大家制订本周行动计划。如有必要也可以参考第一课"制订计划的要素"部分，与学员共同回顾如何制订行动计划。）

参考课件内容：

一周行动计划（样例）

时间：_____年_____月_____日（星期一）至_____年_____月_____日（星期日）

分类	行动内容 （做什么）	行动强度 （做多少）	行动时间 （什么时间做）	行动频次 （每周做 多少天）	完成信心 （0~10分）	完成情况记录 （完成、部分完成、未完成、超额完成、更改计划）
知识	1. 复习今天学习的内容	看一遍	周一，下午	1 天	9	
辅具	2. 检查自己的鞋、拐杖、眼镜	检查一遍相关物品	周三，上午	1 天	8	
运动	3. 蹬踏台阶	2 组，每组 5~10 次	周二、周四、周六，早晨	3 天	8	
运动	4. 步行	根据自己体力，快速步行 1 次	周二、周四、周六，早晨	3 天	8	

......

★ 2. 制订行动计划

2.1 制订行动计划

授课老师：现在请每个学员制订自己的行动计划，将计划写在自己的《预防老年人跌倒健康教育教程（老年人用书）》上。3～5分钟后，授课老师逐一朗读、分享每个学员的行动计划（也可以让每位学员自己朗读、分享），分享过程中授课老师可以对学员的计划提问、鼓励、点评。如果发现可行性较差的行动计划，可以提醒学员修改，但应注意行动计划必须是学员自愿制订，体现他自己的喜好和判断，不能变成家庭作业，不强制要求学员完成任何内容。

2.2 布置课后任务

今天给大家布置一个课后任务。每个人在未来一周，执行自己制订的行动计划，并且认真记录下每个活动的执行情况。（记录方法同上一周要求。）

活动 7　总结（5分钟）

【所需材料】参考课件、《预防老年人跌倒健康教育教程（老年人用书）》。

【活动步骤】

1. 回顾本次课程内容

授课老师快速回顾本次课程的主要内容。可以由授课老师口述本次课程主要内容；也可重新播放参考课件；还可以自由提问，与学员共同完成回顾。

2. 分享上课感受

授课老师请每一个学员分享：

（1）用一句话谈谈本堂课自己的感受。

（2）本堂课里自己最喜欢的内容。

（3）有没有信心落实自己本周的行动计划。

3. 解答问题

授课老师请学员自由提问，并进行解答。

4. 介绍下次课程安排

4.1 介绍下次课程的主要内容

授课老师：下次课程我们会学习**合理用药防跌倒**，还会继续复习学习过的运动锻炼方法。

4.2 强调上课时间、地点，考勤制度

授课老师：下次上课的时间是＿＿＿月＿＿＿日，星期＿＿＿，上午／下午＿＿＿：＿＿＿开始，地点在＿＿＿。

如果有人因为事情无法参加下次课程，请电话告诉我们。如果下次课程因为天气等原因更改时间或地点，我们会提前通知您。

4.3 表达希望下次见面的意愿

授课老师：无论您对本周计划的完成情况如何，我们都特别希望您能在下周继续参加到我们的课程中来。即使下周由于各种原因您不能参加我们的活动，也请您联系我们，尽量参加以后的课程。

5. 收尾工作

（1）授课老师送学员离开活动现场。

（2）授课老师收拾场地。

（3）授课老师讨论和总结本次课程，并记录在下表中。

第五次课程实施情况记录表

实施时间：　　　年　　月　　日□□：□□至□□：□□
授课老师姓名：　　　　　　　　　助手姓名：
应到学员人数：　　　　人；　　实到学员人数：　　　　人   缺勤学员姓名和原因：
实施过程记录： （较好做法、不足之处、特殊事件、典型案例、改善建议等）

合理用药防跌倒

课程目的　★ 了解与跌倒相关药物和老年人管理用药的原则

　　　　　★ 了解如何应对害怕跌倒心理

　　　　　复习学过的运动锻炼方法

　　　　　制订一周行动计划

所需材料　第六次课程参考课件

　　　　　运动锻炼视频：运动全部锻炼视频

　　　　　白板、白板笔、笔

课程安排　活动 1　开场和回顾（5 分钟）

（75 分钟）活动 2　分享上周行动计划完成情况（10 分钟）

　　　　★ 活动 3　教授药物使用与跌倒相关知识（15 分钟）

　　　　★ 活动 4　教授应对害怕跌倒心理的方法（10 分钟）

　　　　★ 活动 5　复习学过的运动锻炼动作（25 分钟）

　　　　　活动 6　制订一周行动计划（5 分钟）

　　　　　活动 7　总结（5 分钟）

标注★的活动是课程的重点内容。

第六次课程参考课件

活动 1 开场和回顾（5 分钟）

授课老师：

大家好，欢迎大家的到来，非常高兴大家都能再次参加我们的预防跌倒课程。能按时参加我们的活动，您距离成功预防跌倒越来越近了。大家要相信：积极学习预防跌倒的知识技能，并把这些知识技能应用于实际，建立积极的防跌倒行为习惯，就一定能减少跌倒发生。即便是一点点的改变，都可能避免一次跌倒的发生。坚持下去，不跌倒，您能行！

首先我们回顾一下上次课程的内容。（简单回顾主要内容即可，可口头复述、提问回答，或使用参考课件。）

活动 2 分享上周行动计划完成情况（10 分钟）

【所需材料】参考课件、《预防老年人跌倒健康教育教程（老年人用书）》。

【活动步骤】

活动步骤同第二次课程，主要包括：①授课老师和助手分享示范；②学员分享交流；③如有问题启动"解决问题"的步骤。具体操作和注意事项可参照本书第二次课程"分享上周行动计划完成情况"部分内容。

活动 3 教授药物使用与跌倒相关知识（15 分钟） ★

【所需材料】参考课件。

【活动步骤】

1. 讲课：药物与跌倒的关系

授课老师：导致跌倒的各种危险因素中，有一类常见的因素，就是药物的使用。首先，我做一个现场调查，请大家想一想自己每天都要吃几种药物。（可选择 3 个学员分享自己的用药情况。还可以通过举手调查的方式大体了解老年人用药数量。）

有些药物和跌倒的发生有密切关系，下面我们一起看一看，哪些药物可能增加跌倒的风险。

参考课件内容：

★ 药物与跌倒

有些药物本身就能增加老年人跌倒的风险，有些药物的副作用可能导致老年人跌倒，还有些情况是多种药物相互作用导致老年人跌倒的发生。总之，服药后，药物可能会对人的神志、视觉、步态、平衡方面产生影响，导致跌倒发生可能性增加。

常见能增加跌倒风险的药物：

（1）作用于中枢神经系统的药物：镇静催眠药物、抗精神病药物、抗抑郁药物、抗癫痫药物、拟多巴胺药物等。

（2）作用于心血管的药物：降压药物、Ia 类抗心律失常药物等。

（3）激素及有关药物：降糖药物等。

（4）影响变态反应和免疫功能的药物：抗组胺药物等。

（5）作用于泌尿系统及生殖系统的药物：利尿剂等。

（6）作用于消化系统的药物：胃肠解痉药物、泻药等。

（7）抗感染药物：氨基糖苷类抗菌药物、喹诺酮类抗菌药物等。

此外，还应注意，同时服用四种以上的药物跌倒风险更大。

★ 2. 讲课：合理用药，预防跌倒

授课老师：老年人用药往往出于治疗和预防疾病的需要。有些药物是医院开具的处方药，有些是自己到药店购买的非处方药，还有一些是以保健为目的自己选择的保健品。不论何种药物，进入人体后，对身体都有一定影响。从预防跌倒的角度，我们应该如何合理用药呢？下面我们来看一看。

参考课件内容：

★ 合理用药，预防跌倒

1. 应对原则

用药应遵医嘱。预防老年人跌倒，应在基础疾病能够控制的前提下，在医生指导下减少药物使用的种类和剂量。

2. 处理方法

（1）主动请临床医生检查自己使用的所有药物（处方药、非处方药等），请专业人员帮助自己确定药物副作用和相互作用是否会增加跌倒风险。

（2）请临床医生帮助自己减少用药种类和数量。

（3）不随意乱用药，不自行改变用药剂量、用药频次。

（4）不同时使用多种药物。

（5）了解所使用药物的副作用，用药后动作宜缓慢，减少不必要的活动，以预防跌倒的发生。

活动 4 　教授应对害怕跌倒心理的方法（10 分钟） ★

【所需材料】参考课件。

【活动步骤】

1. 讲课：害怕跌倒心理

授课老师：

（1）大家有没有人担心跌倒，害怕跌倒？授课老师选择 1～2 名学员分享一下他们对跌倒的担心，重点询问为什么害怕跌倒发生，心里担心／恐惧的是什么？

（2）就像刚才几位学员说的，有些老年人害怕发生跌倒。特别是那些曾经发生过跌倒的老年人，对跌倒产生一种担心，甚至恐惧。他们害怕跌倒的原因多种多样，各不相同。我要提醒大家，不要因为这种担心或害怕让自己变成一个更容易跌倒的人。

下面我们来了解一下"害怕跌倒"和"害怕跌倒造成的恶性循环"。

参考课件内容：

害怕跌倒及其造成的恶性循环

1. 害怕跌倒

有些老年人害怕跌倒。特别是那些曾经发生过跌倒的老年人，对跌倒产生一种担心，甚至恐惧，他们担心自己会跌倒。每个人担心或害怕跌倒的原因有所不同，通常会由于下列原因：

（1）跌倒造成的痛苦。

（2）跌倒后治疗所产生的花费。

（3）被别人嘲笑或看不起。

（4）认为跌倒是自己衰老的表现。

（5）认为跌倒后给家人添麻烦。

（6）跌倒后去治疗会影响目前生活。

（7）跌倒后可能要离开自己居住的家，到养老机构或亲属家居住。

（8）其他。

2. 害怕跌倒造成的恶性循环

有些老年人害怕跌倒，但他们不是通过科学的方法预防跌倒，而是通过减少和限制自身活动来"预防"跌倒。这样做可能短时间内能减少跌倒发生的可能性，但其最大的坏处就是使本就处于衰退阶段的身体各种功能得不到锻炼，从而增加衰老的速度。人体平衡功能、肌肉力量、耐力、灵活性、反应能力等加速衰退后，功能变得更差，发生跌倒的风险反而更大，形成恶性循环。因此，这种因为害怕跌倒而限制自身体力活动的方法是不可取的。

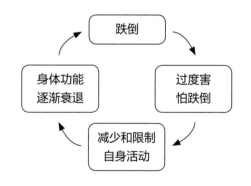

★ **2. 小讨论：如何应对害怕跌倒**

授课老师：

（1）我们知道了害怕跌倒造成的恶性循环，那么怎么去解决这个问题？首先，我想请大家思考一下，您如何看待有些老年人害怕跌倒，担心跌倒这种现象。（如时间允许，可以选择几名学员谈谈想法。）

★（2）**老年人有担心跌倒的想法是一种正常的心理**，这意味着老年人在思考、关注跌倒这件事，不是坏事。**但过度的担心或焦虑是完全没有必要的**，更重要的是老年人在关注跌倒、担心自己跌倒后，用什么样的行为预防跌倒发生？这才是预防跌倒、避免担忧的关键。

授课老师：请大家给那些害怕跌倒的老年人朋友出出主意，怎么劝劝他们或者帮助那些有害怕跌倒心理的老年人。（授课老师可针对害怕跌倒者可能担心的内容，逐一请学员出主意，并进行小结。）

参考课件内容：

> **★ 应对害怕跌倒心理**
>
> 该不该害怕跌倒？对跌倒有所担心很正常，没有什么不对，也不完全是坏事，只有认识到跌倒的严重性和可能的危害，才可能主动积极地去预防跌倒发生。但因为害怕跌倒就停止运动锻炼不是科学预防跌倒的方法。

参考课件内容：

> **★ 应对害怕跌倒心理**
>
> 如果您身边有同龄人非常担心跌倒，如何劝劝他／她：
>
> （1）跌倒造成的痛苦：受伤都会痛苦，避免这种痛苦最好的方法是通过科学的预防避免跌倒发生。

（2）跌倒后治疗所产生的花费：受伤后看病产生医疗花费是很合理的，是必要支出。与尽快恢复身体健康相比，不值得为花一些钱而担心。减少医疗花费最好的方法是通过科学方法预防跌倒的发生。

（3）被别人嘲笑或看不起：不必为此担心，无论儿童、青年还是老年人，都可能跌倒，没有人会因此嘲笑您或看不起您。如果身边真有这样的人，也不值得您把他／她放在心上。

（4）认为跌倒是自己衰老的表现：跌倒是多种因素造成的。有时候，老年人某次跌倒的主要原因可能是身体衰老导致的身体功能下降，但衰老是自然规律，每个人都逃不掉。如果发生了跌倒，可以把它当作身体对自己的提醒：年龄大了，要接纳自己身体的变化，并主动顺应这些变化，调整日常行为习惯。

（5）认为跌倒后给家人添麻烦：老年人跌倒后需要家人进行照顾，并不是给他们"添麻烦"，而是他们应尽的义务。害怕给家人或他人添"麻烦"的想法体现了您对家人的爱。只有学习科学的预防跌倒知识技能，减少跌倒发生可能性才是最正确的处理方法，也是最大程度减少"麻烦"家人的方法。

（6）跌倒后去治疗影响目前生活：跌倒后如果受伤就必须进行一定程度的治疗和康复，或多或少会影响目前的生活。学习科学的预防跌倒知识技能，才是减少跌倒发生可能性的正确处理方法。

（7）跌倒后可能要离开自己居住的家，到养老机构或亲属家居住：如果跌倒后必须到养老机构或者亲属家居住，是为了保证您能得到更好的照顾，预防再次跌倒，让身体更健康。可能不如在自己家居住习惯或舒服，这就需要您慢慢调整心态和生活习惯，适应新的环境，避免这种情况发生最好的方法还是预防跌倒发生。

参考课件内容：

★ 应对害怕跌倒心理

如何应对害怕跌倒心理

（1）主动积极学习和实践预防跌倒的方法：通过医疗卫生机构、社区、图书、报纸、网络等各种资源，咨询专业人士了解自己容易发生跌倒的原因和预防跌倒的方法，明确跌倒恐惧的危害，最终树立"跌倒是可以预防的"观念。

（2）适当运动，避免过度担心：与因害怕跌倒而限制自身活动相反，适当运动锻炼不但能改善平衡能力，预防跌倒，还能在一定程度上缓解害怕跌倒心理。

（3）积极调整心态：向专业人员、亲属、朋友说出自己对发生跌倒的担心，寻求相关的帮助。

活动 5　复习学过的运动锻炼动作（25分钟）　

【所需材料】参考课件。

【活动步骤】

1. 热身

授课老师和助手带教，现场指导，注意重点强调动作要领、安全性。

参考课件内容：

热身运动

根据身体条件选择搓手、活动颈部、扩胸、活动腰部、原地踏步、弓步压腿、活动踝关节、活动腕关节等常规热身活动。

各项活动左右各30秒一组，各做2组。热身时间不少于5分钟。

---

2. 复习：已学过的锻炼方法

如果时间允许，授课老师和助手可带领大家做一遍动作，起到复习动作要领的作用即可。如果没有时间了，本复习仅通过参考课件回顾即可。

参考课件、视频内容：

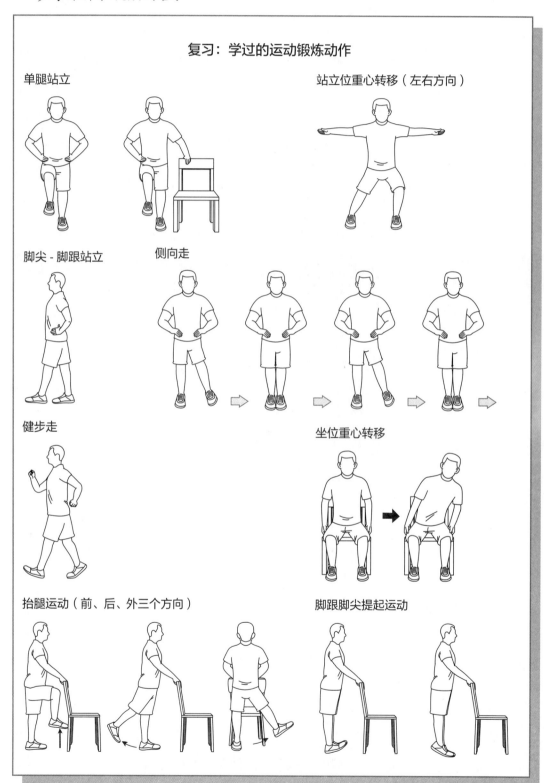

复习：学过的运动锻炼动作

单腿站立

站立位重心转移（左右方向）

脚尖 - 脚跟站立

侧向走

健步走

坐位重心转移

抬腿运动（前、后、外三个方向）

脚跟脚尖提起运动

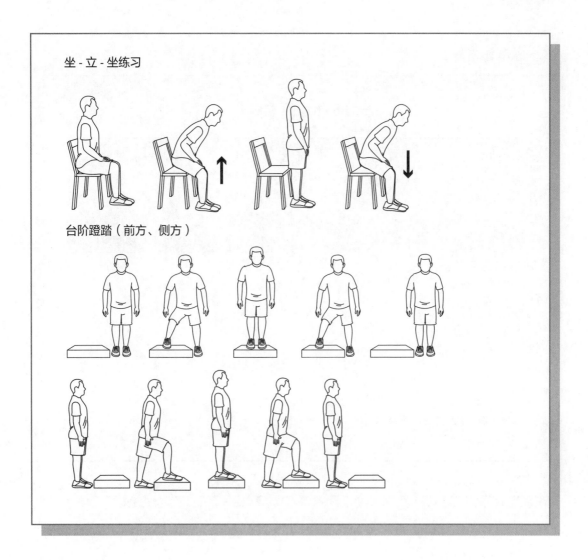

坐-立-坐练习

台阶蹬踏（前方、侧方）

活动 6　制订一周行动计划（5 分钟）

1. 示范：制订一个行动计划

授课老师：又到了我们制订本周行动计划的时间，大家有了上周制订和落实行动计划的经验，本周应该已经知道我们制订行动计划的要求了。（授课老师可以参考第一课"制订计划的要素"部分，与学员共同回顾如何制订行动计划。）

授课老师和助手使用本周的《行动计划表》制订本周的行动计划，并展示和分享。具体操作同第一次课程。

参考课件内容：

一周行动计划（样例）

时间：____年____月____日（星期一）至____年____月____日（星期日）						
分类	行动内容（做什么）	行动强度（做多少）	行动时间（什么时间做）	行动频次（每周做多少天）	完成信心（0 ~ 10分）	完成情况记录（完成、部分完成、未完成、超额完成、更改计划）
知识	1. 复习今天学习的内容	看一遍	周一，下午	1天次	9	
用药	2. 检查自己的用药行为是否增加了跌倒风险	检查一次	周三，上午	1天	8	
运动	3. 复习所有学过的锻炼动作	在3天内把所有学过的锻炼动作复习一遍	周一、周三、周五，早晨	3天	8	
……						

★ 2. **制订行动计划**

2.1 制订行动计划

授课老师：现在请每个学员制订自己的行动计划，将计划写在自己的《预防老年人跌倒健康教育教程（老年人用书）》上。3 ~ 5 分钟后，授课老师逐一朗读、分享每个学员的行动计划（也可以让每位老年人自己朗读、分享），分享过程中授课老师可以对学员的计划提问、鼓励、点评。如果发现可行性较差的行动计划，可以提醒学员修改，但应注意行动计划必须是学员自愿制订，体现他自己的喜好和判断，不能变成家庭作业，不强制要求学员完成任何内容。

2.2 布置课后任务

今天给大家布置一个课后任务。每个人在未来一周，执行自己制订的行动计划，并且认真记录下每个活动的执行情况。（记录方法同上一周要求。）

活动 7　　总结（5分钟）

【所需材料】参考课件、《预防老年人跌倒健康教育教程（老年人用书）》。

【活动步骤】

1. 回顾本次课程内容

授课老师快速回顾本次课程的主要内容。可以由授课老师口述本次课程主要内容；也可重新播放参考课件；还可以自由提问，与学员共同完成回顾。

2. 分享上课感受

授课老师请每一个学员分享：

（1）用一句话谈谈本堂课自己的感受。

（2）本堂课里自己最喜欢的内容。

（3）有没有信心落实自己本周的行动计划。

3. 解答问题

授课老师请学员自由提问，并进行解答。

4. 介绍下次课程安排

4.1 介绍下次课程的主要内容

授课老师：下次课程是我们的最后一次课程，将学习如何**调整日常行为预防跌倒**，还会复习已经学过的知识和技能。举行结业仪式。

4.2 强调上课时间、地点，考勤制度

授课老师：下次上课的时间是＿＿＿＿月＿＿＿＿日，星期＿＿＿＿，上午／下午＿＿＿＿：＿＿＿＿开始，地点在＿＿＿＿。

如果有人因为事情无法参加下次课程，请电话告诉我们。如果下次课程因为天气等原因更改时间或地点，我们会提前通知您。

4.3 表达希望下次见面的意愿

授课老师：无论您对本周计划的完成情况如何，我们都特别希望您能在下周参加最后一次课程。即使下周由于各种原因您不能参加我们的活动，也请您联系我们，尽量参加以后的活动。

5. 收尾工作

（1）授课老师送学员离开活动现场。

（2）授课老师收拾场地。

（3）授课老师讨论和总结本次课程，并记录在下表中。

第六次课程实施情况记录表

实施时间： 年 月 日□□：□□至□□：□□

授课老师姓名： 助手姓名：

应到学员人数： 人； 实到学员人数： 人

缺勤学员姓名和原因：

实施过程记录：
（较好做法、不足之处、特殊事件、典型案例、改善建议等）

总 结

课程目的	★ 了解常见跌倒相关日常行为习惯
	复习所有知识点
	复习所有运动锻炼方法

所需材料	第七次课程参考课件
	运动锻炼视频：所有运动锻炼视频
	照片：既往上课的照片
	相机、毕业证
	白板、白板笔、笔

课程安排 （90分钟）	活动1　开场和回顾（5分钟）
	活动2　分享上周行动计划完成情况（5分钟）
	★ 活动3　教授调整跌倒相关日常行为习惯知识（15分钟）
	活动4　复习跌倒预防知识技能（15分钟）
	活动5　复习学过的运动锻炼动作（25分钟）
	★ 活动6　制订未来行动计划（5分钟）
	★ 活动7　结业仪式和结业赠言（15分钟）
	★ 活动8　总结和激励（5分钟）

标注★的活动是课程的重点内容。

第七次课程参考课件

活动 1 开场和回顾（5分钟）

授课老师：

大家好，欢迎大家能来继续参加我们第七次课程。这是我们最后一次课程。今天非常高兴看到大家能坚持参加七次预防跌倒课程。每一次参加我们的活动，您已经在预防跌倒的道路上成功了一半。您每次的到来，也是对我们工作的认可，谢谢大家。

首先我们回顾一下上次课程的内容。（简单回顾主要内容即可，可口头复述、提问回答，或使用参考课件。）

活动 2 分享上周行动计划完成情况（5分钟）

【所需材料】参考课件、《预防老年人跌倒健康教育教程（老年人用书）》。

【活动步骤】

活动步骤同第二次课程，主要包括：①授课老师和助手分享示范；②学员分享交流；③如有问题启动"解决问题"的步骤。具体操作和注意事项可参照本书第二次课程"分享上周行动计划完成情况"部分内容。

活动 3 教授调整跌倒相关日常行为习惯知识（15分钟） ★

【所需材料】参考课件。

【活动步骤】

讲课：跌倒相关日常行为习惯

授课老师：通过这么多次课的学习和分享，我们知道了跌倒涉及每个人生活的方方面面。有很多生活上的行为习惯也和跌倒发生有关。今天我们一起了解一下和跌倒相关的日常行为习惯。请大家边学习，边思考，自己有没有这些行为习惯，以及如何调整这些行为习惯，降低跌倒发生的概率。

参考课件、视频内容：

★ 跌倒相关日常行为习惯

1. **穿着不合适**

✦ 穿着不合适的衣物。

✦ 鞋不合适，不防滑。

2. **行为动作过快**

✦ 着急接电话、上卫生间、赶车、上楼、做饭、接孩子，去排队等。

✦ 起床、起身速度太快。

✦ 起夜，着急去卫生间。

3. **出行不安全行为**

✦ 上下楼、上下坡劳累，走坡度大的台阶或斜坡。

✦ 车辆没有停稳，就上下车。

✦ 选择的路线中存在道路湿滑、崎岖不平、有障碍物等问题。

✦ 长时间行走，造成了劳累。

4. **未使用辅助工具**

✦ 平衡功能不好、身体活动不灵活，但拒绝使用拐杖等辅助工具。

✦ 拿重物行走，未使用拉车。

✦ 夜晚出行，或在光线较暗处行走时未使用手电筒／手机照明。

5. **其他行为**

✦ 不服老，仍然从事打篮球、踢足球等较激烈的运动。

✦ 有登高取物、换灯泡等行为。

参考课件、视频内容：

★ 预防跌倒，调整日常行为习惯

1. 穿着要合身

（1）挑选合身的衣物和鞋。

（2）日常穿衣时要大小合适，松紧适度。裤腿长度以到脚踝为宜，裤腿角要利索。避免穿着弹力裤影响下肢血液循环。

（3）外出运动时，正确选择运动穿着。

（4）老年人要穿大小合适、低跟、鞋底防滑的鞋。

2. 减速慢行

（1）转身、转头时动作要慢。不着急接电话，过马路，赶公交车等。

（2）放慢起身、起床的速度（三个半分钟原则：睡觉醒来不要马上起身，在床上躺半分钟到完全清醒；坐起后在床上坐半分钟；两腿垂下在床沿上等半分钟）。

（3）避免睡前饮水过多以致夜间多次起夜。

3. 注意出行安全

（1）走路保持步态平稳，尽量慢走，避免携带沉重物品。

（2）避免走过陡的楼梯或台阶，上下楼梯、如厕时尽可能使用扶手。

（3）使用交通工具时，应等车辆停稳后再上下。

（4）避免去人多及湿滑的地方。

（5）避免在他人看不到的地方独自活动。

4. 主动使用辅助工具

（1）主动使用拐杖等助行工具。

（2）有视、听及其他感知障碍的老年人应使用适老助视器、助听器及其他补偿设备。

（3）需取重物时使用购物车、便携拉车。

（4）夜晚出行，或在光线较暗处行走时使用手电筒/手机照明。

（5）晚上床旁尽量放置小便器。

调整行为习惯防跌倒的要点

日常生活行为有千千万万，预防跌倒发生的关键有两点：

第一，能正确认识衰老，要"服老"，改变行为生活方式，减少跌倒危险行为，使用辅助工具，这些都是能正确、科学面对衰老，积极预防跌倒的表现。

第二，要有意放慢速度，很多跌倒都是发生在老年人着急做某件事情的过程中。主动调整行为习惯，放慢速度，主动休息，预防跌倒。

从小处做起，您拥有的健康习惯越多，发生跌倒的可能性就越小。

活动 4 　复习跌倒预防知识技能（15 分钟）

【所需材料】参考课件。

【活动步骤】

授课老师：带领大家一起复习过去学习过的知识点（可以提问回答，也可以授课老师一人介绍）。

说明：此处教学用参考课件为既往参考课件的摘录，由于数量较多，不在本教程中印刷。请从项目发放的工具包中查找使用。

活动 5 　复习学过的运动锻炼动作（25 分钟）

【所需材料】参考课件、视频。

【活动步骤】

1. **热身**

授课老师和助手带教，现场指导，注意重点强调动作要领、安全性。

参考课件内容：

> ### 热身运动
>
> 根据身体条件选择搓手、活动颈部、扩胸、活动腰部、原地踏步、弓步压腿、活动踝关节、活动腕关节等常规热身活动。
>
> 各项活动左右各 30 秒一组，各做 2 组。热身时间不少于 5 分钟。

★ 2. 复习：学过的运动锻炼方法

授课老师和助手带领大家做一遍动作，起到复习动作要领的作用即可。

参考课件、视频内容：

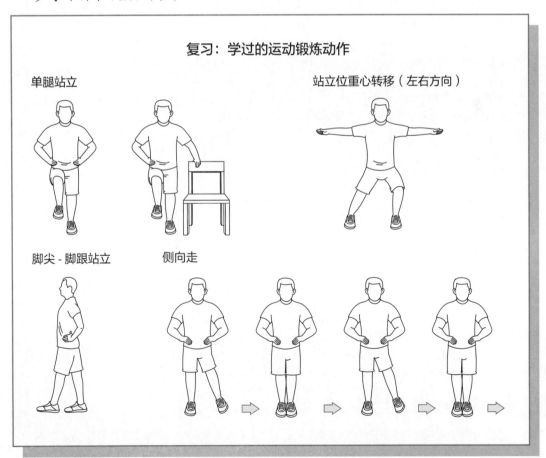

复习：学过的运动锻炼动作

单腿站立

站立位重心转移（左右方向）

脚尖 - 脚跟站立

侧向走

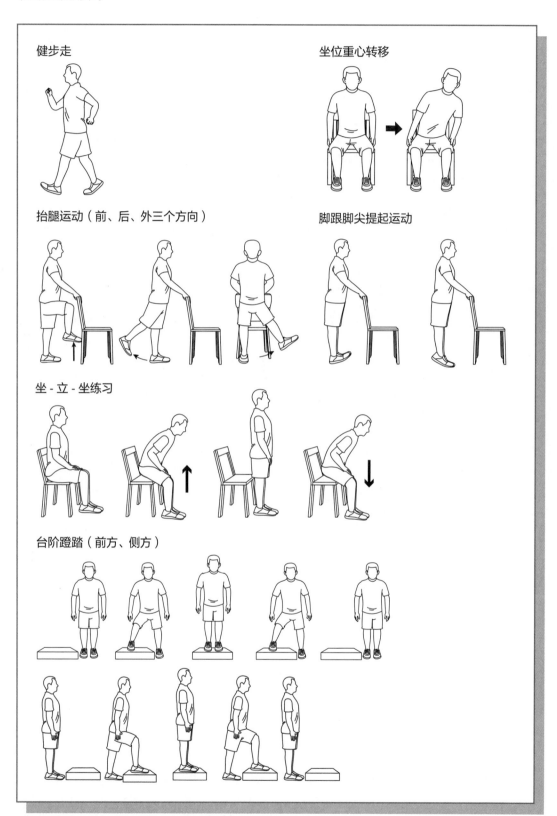

健步走

坐位重心转移

抬腿运动（前、后、外三个方向）

脚跟脚尖提起运动

坐 - 立 - 坐练习

台阶蹬踏（前方、侧方）

活动 6 | **制订未来行动计划（5 分钟）** ★

【活动步骤】

制订行动计划

未来预防跌倒的行动计划

时间：今天至未来 50 年				
行动内容 （做什么）	行动强度 （做多少）	行动时间 （什么时间做）	行动频次 （每周做多少天）	完成信心 （0 ~ 10 分）
我的行动计划：实践我们学到的跌倒预防知识和技能				
✦ 知识：经常复习学过的防跌倒知识				
✦ 意识：日常生活中保持防跌倒安全意识				
✦ 技能：经常进行平衡、力量和耐力锻炼				
✦ 信念：不跌倒，我能行				

活动 7 | **结业仪式和结业赠言（15 分钟）** ★

【所需材料】毕业证书、过往课程记录照片。

【活动步骤】

★ 1. 回顾课程内容

授课老师：播放过往课程记录照片。

提示

✦ 授课老师提前把挑选后的各次课程的工作照片、学员照片、课程产出，工作花絮、团队合影等制作成参考课件自动播放即可（或直接在文件夹中使用图片自动播放功能）。

✦ 注意照片应尽量覆盖前 6 次课程，尽量展示每位学员的参与情况。

✦ 可给图片配简要的说明性文字，应在最后强调"不跌倒，您能行"的口号。

✦ 整个过程中，授课老师可和大家一起回顾各次照片拍摄场景，或分享照片背后的故事。

✦ 照片切换速度不要太快，图片播放总时间控制在 5～10 分钟比较合适。

★ 2. 颁发毕业证书

授课老师逐一给学员颁发毕业证书，并合影留念。

提示

✦ 可邀请社区领导等作为嘉宾，颁发此证书。

✦ 建议照一张集体毕业照；如条件允许，打印出来送给学员。

★ 3. 毕业赠言

授课老师：今天是我们跌倒预防的最后一次课程。大家相聚在一起共同学习了这么多次课程，既是同学，也是朋友。我们的课程即将结束了。请大家畅谈感想，互赠祝福。（授课老师选择一名学员开始，每位学员都要发言。）

授课老师和助手的赠言中一定要鼓励大家继续进行跌倒预防实践，相信通过科学预防就能最大程度预防跌倒发生。

| 活动 8 | 总结和激励（5 分钟） | |

【活动步骤】

★ 1. 激励

授课老师：大家要相信，积极学习预防跌倒的知识技能，并把这些知识技能应用于实际，建立积极的防跌倒行为习惯，就一定能减少跌倒发生。即便是一点点的改变，都可能避免一次跌倒的发生。坚持下去，不跌倒，您能行！

感谢大家这么长时间的坚持和对我们工作的支持，谢谢大家，祝大家身体健康，平平安安，幸福快乐。

2. 收尾工作

（1）授课老师送学员离开活动现场。

（2）授课老师收拾场地。

（3）授课老师讨论和总结本次课程，并记录在下表中。

第七次课程实施情况记录表

实施时间： 年 月 日□□：□□至□□：□□	
授课老师姓名： 助手姓名：	
应到学员人数： 人； 实到学员人数： 人	
缺勤学员姓名和原因：	
实施过程记录： （较好做法、不足之处、特殊事件、典型案例、改善建议等）	

附 录

附录 1 **预防老年人跌倒健康教育核心信息**

预防老年人跌倒健康教育核心信息

国家卫生健康委疾病预防控制局

中国疾病预防控制中心慢性非传染性疾病预防控制中心

2021 年 10 月

一、核心信息

1. 跌倒是老年人最常见的伤害，严重影响老年人的健康和生活质量。

2. 跌倒的发生与老年人的身体功能、健康状况、行为和环境等多方面因素有关。

3. 跌倒是可以预防的，要提高预防老年人跌倒的意识。

4. 正确认识和适应衰老，主动调整日常行为习惯。

5. 加强平衡能力、肌肉力量、耐力锻炼有助于降低老年人跌倒风险。

6. 穿合身的衣裤，穿低跟、防滑、合脚的鞋有助于预防跌倒发生。

7. 科学选择和使用适老辅助器具，主动使用手杖。

8. 老年人外出时，养成安全出行习惯。

9. 进行家居环境适老化改造，减少环境中的跌倒危险因素。

10. 防治骨质疏松，降低跌倒后骨折风险。

11. 遵医嘱用药，关注药物导致跌倒风险。

12. 老年人跌倒后，不要慌张，要积极自救。

13. 救助跌倒老年人时，先判断伤情，再提供科学帮助。

14. 照护者要帮助老年人建立防跌倒习惯，打造安全家居环境。

15. 关爱老年人，全社会共同参与老年人跌倒预防。

二、释义

1. **跌倒是老年人最常见的伤害，严重影响老年人的健康和生活质量**

跌倒在老年人群中发生率较高，是老年人最常见的伤害。跌倒是我国 65 岁及以上老年人因伤害死亡的首位原因，是导致老年人创伤性骨折的第一位原因，也是老年人因伤到医疗机构就诊的首要原因。

跌倒可造成老年人骨折、头部损伤等，严重影响老年人身心健康水平和生活质量，给老年人及其家人造成痛苦，增加照护负担。随着老年人年龄增长，跌倒的发生、因跌倒受伤和死亡的风险均有所增加，年龄越大的老年人越应该重视预防跌倒。

2. **跌倒的发生与老年人的身体功能、健康状况、行为和环境等多方面因素有关**

跌倒的发生通常不是单一因素作用的结果，与老年人身体功能、健康状况、行为习惯、药物使用、穿着、周围环境等多方面因素有关。

衰老可导致身体平衡能力下降、肌肉力量变弱等功能改变，是增加老年人跌倒风险的重要生理性因素。

穿鞋底不防滑、鞋跟较高的鞋，不合身的衣裤，行为动作过快，进行不适合身体条件的运动等行为会增加跌倒的风险。

地面湿滑、不平、有障碍物，照明不足，起身时缺乏支撑物，家具过高、过低或摆放不合适等，是导致老年人跌倒的常见环境因素。

神经系统疾病、心血管疾病、眼部疾病、骨骼关节疾病、足部疾患、认知障碍等疾患，作用于中枢神经系统、心血管系统等系统的药物，同时服用多种药物会增加跌倒风险。

3. **跌倒是可以预防的，要提高预防老年人跌倒的意识**

老年人跌倒有其自身的规律和影响因素，通过采取科学的预防措施，可减少老年人跌倒风险，降低跌倒后损伤的严重程度。

应重视跌倒预防，提升预防跌倒意识，主动学习预防跌倒知识，掌握基本的防跌倒技能，养成防跌倒行为习惯。

有过跌倒经历的老年人再次跌倒的风险较大，应更加重视跌倒预防。

4. 正确认识和适应衰老，主动调整日常行为习惯

衰老是正常的生理过程，可导致人体生理功能和形态发生改变，这既是每个人都会经历的普遍规律，也存在一定的个体差异。

老年人应以积极心态接受和逐渐适应这一自然过程，根据身体情况主动调整行为习惯。日常生活中放慢速度，不要着急转身、站起、开房门、接电话、去卫生间等；行动能力下降者应主动使用辅助器具；不站立穿裤，不登高取物，不进行剧烈的运动。

5. 加强平衡能力、肌肉力量、耐力锻炼有助于降低老年人跌倒风险

运动能降低和延缓衰老对身体功能的影响，有助于降低老年人跌倒风险。太极拳、八段锦、五禽戏、瑜伽、健身舞等运动可较为全面地锻炼各项身体功能。锻炼身体平衡能力可以做单脚站立、身体摆动"不倒翁"练习，足跟对足尖"一字走"、侧向行走、跨步练习、平衡锻炼操等；特别要加强对下肢肌肉力量的锻炼，可以通过提踵、直腿后抬等方法进行锻炼；耐力可以通过健步走、健身舞等有氧运动得到锻炼。

老年人应科学选择适合自身的运动形式和强度，遵循量力而行、循序渐进原则，养成规律运动的习惯。运动时注意安全，运动前先热身，运动后做放松练习，身体不适时不要勉强坚持运动，恶劣天气时减少室外活动。

对跌倒有所担心是一种正常的心理状态，不要因为过度害怕跌倒而停止运动。停止运动可使本就处于衰老阶段的身体功能加速衰退，进一步增加跌倒风险。

6. 穿合身的衣裤，穿低跟、防滑、合脚的鞋有助于预防跌倒发生

老年人应穿合身衣裤，不穿过长、过紧或过宽松的衣裤，以衣裤可以保暖又不影响身体活动为宜。运动时穿适合运动的衣裤和鞋。

穿合适、安全的鞋对于保持身体稳定性有十分重要的作用，老年人在挑选鞋时应更多考虑其安全性。鞋底要纹路清晰、防滑，有一定厚度，硬度适中，能起到一定支撑作用。鞋跟不宜太高。鞋面的材质应柔软，有较好的保暖性和透气性。鞋的固定以搭扣式为好，如为系带式，应注意系好，使其不易松开。鞋的足弓部位略微增厚，可在走路时起到一定支撑和缓冲作用。鞋的大小应合适，以脚趾与鞋头间略有空隙为宜。

7. 科学选择和使用适老辅助器具，主动使用手杖

老年人应在专业人员指导下，选择和使用适合自己的辅助工具。常用适老辅助器

具包括：手杖、助行器、轮椅、扶手、适老坐便器、适老洗浴椅、适老功能护理床、视力补偿设施和助听器等。

手杖可发挥辅助支撑行走的作用，是简便有效的防跌倒工具。老年人行动能力有所下降时，要主动使用手杖。选择手杖时老年人应亲自试用，重点关注手杖的手柄、材质、长度和底端。手柄应为弯头，大小合适、容易用力。手杖杆应结实耐用，无变形、不易弯曲。手杖过长或过短都不利于预防跌倒，其长度以使用者穿鞋自然站立，两手自然下垂时，手腕横纹到地面的距离为宜。手杖底端应配有防滑橡胶垫，并定期更换。

8. 老年人外出时，养成安全出行习惯

增强防跌倒意识，不要有侥幸心理，注意观察室外环境、公共场所中的跌倒危险因素。出行时注意地面是否湿滑，有无坑洼不平、台阶、坡道、障碍物，尽量选择无障碍、不湿滑、光线好的路线。

上下台阶、起身、乘坐交通工具、自动扶梯时站稳扶好，放慢速度，避免"忙中出错"。在运动、出行过程中，根据身体条件，主动休息，避免因体力下降增加跌倒风险。

出门前关注天气预报，减少雨雪、大风等恶劣天气外出活动。外出时随身携带应急联系卡片、手机。夜晚尽量减少出行，如出行要携带照明工具。

9. 进行家居环境适老化改造，减少环境中的跌倒危险因素

家中是老年人跌倒发生较多的场所，适老化的家居环境有助于预防老年人跌倒。

地面选用防滑材质，保持地面干燥；卫生间、厨房等易湿滑的区域可使用防滑垫；去除门槛、家具滑轨等室内地面高度差。

室内照度合适，过暗或过亮均不利于预防跌倒。不使用裸露灯泡或灯管，采用多光源照明。避免大面积使用反光材料，减少眩光。灯具开关位置应方便使用，避免因灯具开关位置不合理导致跌倒，可使用遥控开关、感应开关。

摆放座凳，方便老年人换鞋和穿衣。床旁设置床头柜，减少老年人起床取物次数。常用物品放于老年人伸手可及之处，以避免借助凳子或梯子取物。床、坐具不要过软，高度合适。家具摆放和空间布局合理，保持室内通道便捷、畅通无障碍。

淋浴间、坐便器、楼梯、床、椅等位置安装扶手。

10. 防治骨质疏松，降低跌倒后骨折风险

骨质疏松是老年人常见的一种全身性骨骼疾病，会增加跌倒后骨折的风险。

老年人应均衡饮食，选择适量蛋白质、富含钙、低盐的食物，如奶制品、豆制品、坚果、蛋类、瘦肉等；避免吸烟、酗酒，慎用影响骨代谢的药物。

天气条件允许时，每天至少 20 分钟日照。

体育锻炼对于防治骨质疏松具有积极作用，提倡中速步行、慢跑等户外运动形式；适当负重运动可以让身体获得及保持最大的骨强度。

老年人应定期进行骨质疏松风险评估、骨密度检测，及早发现骨质疏松。

一旦确诊骨质疏松，应在医务人员指导下规范、积极治疗，并重视预防跌倒。

11. **遵医嘱用药，关注药物导致跌倒风险**

服用影响神志、精神、视觉、步态、平衡等功能的药物，同时服用多种药物可能增加老年人发生跌倒的风险。

就诊开药前，老年人要向医生说明正在服用的药物；如果医生开了新药物，要咨询新药物是否会增加跌倒风险。

遵医嘱用药，不要随意增减药物；避免重复用药；了解药物的副作用；使用了作用于中枢神经系统、心血管系统等系统的药物后，动作宜缓慢，预防跌倒。

12. **老年人跌倒后，不要慌张，要积极自救**

如果老年人跌倒，首先要保持冷静，不要慌张。不要着急起身，先自行判断有无受伤，受伤部位、程度，能否自行站起等。

经尝试后，如自己无法起身，不要强行站起；可以通过大声呼喊，打电话，敲打房门、地板、管道等物品发出声音求助，但要注意保持体力。在等待救助期间，可用垫子、衣物、床单等保暖。

如伤势不重，自我判断可以自己站起，首先应将身体变为俯卧位，利用身边的支撑物慢慢起身，不要盲目突然站起，以免加重伤情。起身后先休息片刻，部分恢复体力后再寻求救援或治疗。

无论跌倒后受伤与否，都应告知家人和医务人员，并根据情况进行进一步检查。

13. **救助跌倒老年人时，先判断伤情，再提供科学帮助**

发现老年人跌倒，施救者首先要确定周围环境的安全，在确保老年人和救助者安全的前提下进行救助。

救助时首先判断老年人的意识、呼吸、有无骨折、大出血等伤情，避免因盲目扶起伤者而加重损伤。不能猛烈晃动伤者，注意给老年人保暖。

受伤的老年人如意识不清、伤情严重，请立即帮助拨打急救电话；如老年人意识清醒，可给予安抚、宽慰等心理支持。

如果施救者具备一定的急救技能，可以对受伤老年人进行初步救治。如果不具备急救技能，可寻求他人救助，提供力所能及的帮助。

14. 照护者要帮助老年人建立防跌倒习惯，打造安全家居环境

老年人的家人、照护者应主动学习预防跌倒的知识技能，并积极与老年人分享。

了解老年人的患病和用药情况，鼓励和陪伴老年人到医疗卫生机构评估跌倒风险。

对有跌倒史、行动能力下降、患有跌倒相关疾患等跌倒高风险的老年人，加强防跌倒的照护。

多与老年人沟通交流，帮助老年人正确认识并积极应对衰老，鼓励老年人科学运动，帮助老年人养成防跌倒行为习惯。

为有需要的老年人提供手杖、防滑垫、适老坐便器、适老洗浴椅等辅助工具。

对环境进行适老化改造，为老年人打造安全居家环境。

15. 关爱老年人，全社会共同参与老年人跌倒预防

跌倒可能威胁每个老年人的健康，预防跌倒关乎每个有老年人的家庭，涉及所有老年人生活场所，需要全社会共同参与。

全社会都要关爱老年人，关注老年人跌倒，广泛开展预防老年人跌倒宣传教育，全面提升预防老年人跌倒健康素养，进行适老环境建设，共建预防老年人跌倒的支持性环境。

防治骨质疏松知识要点

一、骨质疏松防治的 11 点提示

（1）骨质疏松症是可防可治的慢性病。

（2）人的各个年龄阶段都应当注重骨质疏松的预防，婴幼儿和年轻人的生活方式都与成年后骨质疏松的发生有密切联系。

（3）富含钙、低盐和适量蛋白质的均衡饮食对预防骨质疏松有益。

（4）无论男性或女性，吸烟都会增加骨折的风险。

（5）不过量饮酒。每日饮酒量应当控制在标准啤酒 570ml、白酒 60ml、葡萄酒 240ml 或开胃酒 120ml 之内。

（6）步行或跑步等能够起到提高骨强度的作用。

（7）平均每天至少 20 分钟日照。充足的光照会对维生素 D 的生成及钙质吸收起到非常关键的作用。

（8）负重运动可以让身体获得及保持最大的骨强度。

（9）预防跌倒。老年人 90% 以上的骨折由跌倒引起。

（10）高危人群应当尽早到正规医院进行骨质疏松检测，早诊断。

（11）相对不治疗而言，骨质疏松症任何阶段开始治疗都不晚，但早诊断和早治疗会大大受益。

二、知识要点

1. 什么是骨质疏松症

骨质疏松症是中老年人最常见的骨骼疾病。

骨质疏松症是一种全身性疾病，它的主要特征是骨矿物质含量低下、骨结构破坏、骨强度降低、易发生骨折。

疼痛、驼背、身高降低和骨折是骨质疏松症的特征性表现。但有许多骨质疏松症患者在疾病早期常无明显的感觉。

骨质疏松性骨折是脆性骨折，通常在日常负重、活动、弯腰和跌倒后发生。

骨折是骨质疏松症的直接后果，轻者影响机体功能，重者致残甚至致死。常见的骨折部位是腰背部、髋部和手臂。

2. 骨质疏松症的危害

骨质疏松症是第四位常见的慢性疾病，也是中老年人最常见的骨骼疾病。

骨质疏松症被称为沉默的杀手。骨折是骨质疏松症的严重后果，常是部分骨质疏松症患者的首发症状和就诊原因。髋部骨折后第一年内由于各种并发症死亡率达到20%～25%。存活者中50%以上会有不同程度的残疾。

一个骨质疏松性髋部骨折的患者每年的直接经济负担是 32 776 元人民币。中国每年骨质疏松性髋部骨折的直接经济负担是 1 080 亿元人民币。

3. 发生骨质疏松症的病因

骨质疏松症受先天因素和后天因素影响。先天因素指种族、性别、年龄及家族史；后天因素包括药物、疾病、营养及生活方式等。年老、女性绝经、男性性功能减退都是导致骨质疏松症的原因。

4. 骨质疏松症的高危人群

有以下因素者属于骨质疏松症的高危人群：老龄；女性绝经；母系家族史（尤其髋部骨折家族史）；低体重；性激素低下；吸烟；过度饮酒或咖啡；体力活动少；饮食中钙和／或维生素 D 缺乏（光照少或摄入少）；有影响骨代谢的疾病；应用影响骨代谢的药物。

5. 骨质疏松症的预防

骨质疏松症可防可治。

人的各个年龄阶段都应当注重骨质疏松的预防，婴幼儿和年轻人的生活方式都与骨质疏松的发生有密切联系。

人体骨骼中的矿物含量在 30 多岁达到最高，医学上称之为峰值骨量。峰值骨量越高，就相当于人体中的"骨矿银行"储备越多，到老年发生骨质疏松症的时间越推迟，程度也越轻。

老年后积极改善饮食和生活方式，坚持钙和维生素 D 的补充可预防或减轻骨质疏松。

均衡饮食：增加饮食中钙及适量蛋白质的摄入，低盐饮食。钙质的摄入对于预防骨质疏松症具有不可替代的作用。嗜烟、酗酒、过量摄入咖啡因和高磷饮料会增加骨质疏松的发病危险。

适量运动：人体的骨组织是一种有生命的组织，人在运动中肌肉的活动会不停地刺激骨组织，使骨骼更强壮。运动还有助于增强机体的反应性，改善平衡功能，减少跌倒的风险。这样骨质疏松症就不容易发生。

增加日光照射：中国人饮食中所含维生素 D 非常有限，大量的维生素 D_3 依赖皮肤接受阳光紫外线的照射后合成。经常接受阳光照射会对维生素 D 的生成及钙质吸收起到非常关键的作用。正常人平均每天至少需要 20 分钟日照。

提示：防晒霜、遮阳伞也会使女性骨质疏松概率加大。平时户外光照不足的情况下，出门又要涂上厚厚的防晒霜或者用遮阳伞，会影响体内维生素 D 的合成。

6. 早诊断、规范治疗，降低危害

骨质疏松症任何阶段开始治疗都比不治疗好。及早得到正规检查，规范用药，可以最大程度降低骨折发生风险，缓解骨痛等症状，提高生活质量。

骨质疏松的预防和治疗需在医生指导下进行，其防治策略包括基础措施和药物治疗两部分。

基础措施包括调整生活方式和骨健康基本补充剂。①调整生活方式：富含钙、低盐和适量蛋白质的均衡饮食；注意适当户外运动；避免嗜烟、酗酒；慎用影响骨代谢的药物；采取防止跌倒的各种措施。②骨健康基本补充剂：包括钙剂和维生素 D。

药物治疗包括抗骨吸收药物、促进骨形成药物以及一些多重机制的药物。必须在医师的指导下应用。

7. 骨质疏松症高危人群的自我检测

提示：高危人群应当尽早到正规医院进行骨质疏松检测，做到早诊断、早预防、早治疗。

以下问题可以帮助进行骨质疏松症高危情况的自我检测，任何一项回答为"是"者，则为高危人群，应当到骨质疏松专科门诊就诊：

（1）您是否曾经因为轻微的碰撞或者跌倒就会伤到自己的骨骼？

（2）您连续 3 个月以上服用激素类药品吗？

（3）您的身高是否比年轻时降低了 3 厘米？

（4）您经常过度饮酒吗？（每天饮酒 2 次，或一周中只有 1～2 天不饮酒）

（5）您每天吸烟超过 20 支吗？

（6）您经常腹泻吗？（由于腹腔疾病或者肠炎而引起）

（7）父母有没有轻微碰撞或跌倒就会发生髋部骨折的情况？

（8）女士回答：您是否在 45 岁之前就绝经了？

（9）女士回答：您是否曾经有过连续 12 个月以上没有月经（除了怀孕期间）？

（10）男士回答：您是否患有阳痿或者缺乏性欲这些症状？

提示：高龄、低体重女性尤其需要注意骨质疏松，医生常用"瘦小老太太"来形容这类高危人群。此外，缺乏运动、缺乏光照对年轻人来讲同样是骨质疏松的危险因素。

8. 骨质疏松症的误区

（1）喝骨头汤能防止骨质疏松。实验证明同样一碗牛奶中的钙含量，远远高于一碗骨头汤。对老年人而言，骨头汤里溶解了大量骨内的脂肪，经常食用还可能引起其他健康问题。要注意饮食的多样化，少食油腻，坚持喝牛奶，不宜过多摄入蛋白质和咖啡因。

（2）治疗骨质疏松症等于补钙。简单来讲骨质疏松症是骨代谢的异常（人体内破骨细胞影响大于成骨细胞，以及骨吸收的速度超过骨形成速度）造成的。因此骨质疏松症的治疗不是单纯补钙，而是综合治疗，应提高骨量、增强骨强度和预防骨折。患者应当到正规医院进行诊断和治疗。

（3）骨质疏松症是老年人特有的现象，与年轻人无关。骨质疏松症并非老年人的"专利"，如果年轻时忽视运动，常常挑食或节食，饮食结构不均衡，导致饮食中钙的摄入少，体瘦，又不拒绝不良嗜好，这样达不到理想的骨骼峰值量和质量，就会使骨质疏松症有机会侵犯年轻人，尤其是年轻的女性。因此，骨质疏松症的预防要及早开始，以便在年轻时获得理想的骨峰值。

（4）老年人治疗骨质疏松症为时已晚。很多老年人认为骨质疏松症无法逆转，到老年期治疗已没有效果，为此放弃治疗，这是十分可惜的。从治疗的角度而言，治疗越早，效果越好。所以，老年人一旦确诊为骨质疏松症，应当接受正规治疗，减轻痛苦，提高生活质量。

（5）靠自我感觉发现骨质疏松症。多数骨质疏松症患者在初期都不出现异常感觉或感觉不明显。发现骨质疏松症不能靠自我感觉，不要等到发觉自己腰背痛或骨折时再去诊治。高危人群无论有无症状，都应当定期去配备双能 X 线吸收仪的医院进行骨密度检查，有助于了解自身骨密度变化。

（6）骨质疏松症是小病，治疗无须小题大做。骨质疏松症平时不只是腰酸腿痛而已，一旦发生脆性骨折，尤其老年患者的髋部骨折，导致长期卧床，死亡率甚高。

（7）骨质疏松症治疗自己吃药就可以了，无须看专科医生。对于已经确诊骨质疏松症的患者，应当及早到正规医院，接受专科医生的综合治疗。

（8）骨质疏松容易发生骨折，宜静不宜动。保持正常的骨密度和骨强度需要不断地运动刺激，缺乏运动就会造成骨量丢失。体育锻炼对于防止骨质疏松具有积极作用。另外，如果不注意锻炼身体，出现骨质疏松，肌力也会减退，对骨骼的刺激进一步减少。这样，不仅会加快骨质疏松的发展，还会影响关节的灵活性，容易跌倒，造成骨折。

（9）骨折手术后，骨骼就正常了。发生骨折，往往意味着骨质疏松症已经十分严重。骨折手术只是针对局部病变的治疗方式，而全身骨骼发生骨折的风险并未得到改变。因此，我们不但要积极治疗骨折，还需要客观评价自己的骨骼健康程度，以便及时诊断和治疗骨质疏松症，防止再次发生骨折。

| 附录 3 | 破冰活动和团队游戏 |

一、说明

1. 本部分介绍了 7 个初步建立团队的活动（破冰活动）和 7 个团队游戏，供组织实施预防跌倒健康教育课程的授课老师参考使用。

2. 所有破冰活动、团队游戏均与预防老年人跌倒的专业知识技能无直接关系，其主要目的是团队建设、增加趣味性，授课老师可自行选择使用。

3. 各活动和游戏的目的不同，在各活动或游戏的说明中有所描述，请授课老师在实施前仔细阅读。

4. 多数活动或游戏需要一些简单的材料，需要授课老师提前准备。

5. 组织活动或游戏时，请充分考虑老年人的理解和接受能力，根据本小组老年人的状态选择他们容易理解、可以参加的活动。

6. 组织任何破冰活动或团队游戏时，请以安全第一为原则，尽量保障老年人安全，防止受伤。

二、初步建立团队的活动（破冰活动）

活动 1. 人名接力

【目的】尽快认识学员，促进学员相互熟悉。

【过程】

（1）授课老师和学员围成一圈。

（2）授课老师随便请一位学员介绍自己的姓名、年龄。

（3）授课老师请第一位学员旁边的（左边或者右边均可）学员先介绍第一位学员的姓名；之后再介绍自己的姓名和年龄。

（4）授课老师请第二位学员旁边的学员依此介绍第一位、第二位学员的姓名，最后介绍自己的姓名和年龄。

（5）依此类推，让每个人尽量介绍前面所有学员的姓名，最后介绍自己的姓名和年龄。授课老师和助手放在最后介绍。（可准备写有每个人姓名的胸卡、桌签等卡片，便于大家在活动中沟通交流。）

【注意事项】

（1）学员人数较多时，可以分成 2 个小组实施。

（2）学员记不清楚前面人员的姓名时，可以请该学员重复，或由授课老师重复，活动主要目的是帮助大家认识，不是要求大家背诵下所有人的姓名和年龄。

（3）每个人介绍自己时要求介绍姓名的全名和具体年龄，但回忆他人姓名时，不必追求精准，重点记住姓什么即可。

（4）授课老师在整个过程中，多重复老年人的姓名和年龄，帮助大家熟悉。

（5）根据现场情况，可以在姓名和年龄之外增加一道题目，如介绍一下我最爱吃的东西，我的偶像是谁，我今天早上吃了什么主食等等。

【活动材料】可准备好写有姓名的卡片（胸卡、桌签等）。

【活动时间】15～20 分钟。

活动 2. 认识新邻居

【目的】尽快认识学员，促进学员相互熟悉。

【过程】

（1）授课老师和学员围成一圈。

（2）授课老师给大家 2 分钟时间，要求每个学员认识左右两侧的 2 个人，必须知道他/她的姓名、年龄、最喜欢吃的东西是什么。

（3）互相认识：授课老师首先向大家说明规则，每个人不必介绍自己，但需要向大家介绍刚刚认识的、坐在旁边的人（邻居），介绍时，至少说出她/他的姓名、年龄、最喜欢吃的东西。

（4）由授课老师开始，授课老师选择坐在自己左边的学员，介绍出她/他的姓名、年龄、最喜欢吃的东西。

（5）接下来，由刚刚被授课老师介绍给大家认识的人，用同样的方法介绍出她/他左边那位学员，大家依次完成，直到所有人介绍完毕。

【注意事项】

（1）介绍时，介绍人和被介绍人最好能起立，以便让大家更好的相互认识。

（2）如果介绍人现场突然忘记了要介绍对象的信息，可以现场询问后，再次介绍。

（3）出现有些老年人不好意思时，授课老师应协助其完成这个过程。

（4）全部学员互相认识后，授课老师应强调：大家已经相互认识，形成团队。

【活动材料】无。

【活动时间】10～15分钟。

活动 3. 我的团队我命名

【目的】增加团队意识、主人翁意识。

【过程】

（1）授课老师在介绍过本次系列课程的背景、目的、活动内容后，要求大家给自己的小组起个名字，作为团队代号在各次课程时使用。团队名字应朗朗上口，积极向上。

（2）授课老师交代完任务后，请让学员自己讨论和商量，尊重学员自己意见，形成团队名字。

（3）请学员把自己团队的名字用尽量大的字写在现场的大白纸上。

（4）请每位学员、授课老师、助手在团队名字下签上自己的名字。把大白纸粘贴或摆放在活动场地明显的位置。每次活动都提前将其挂出。

（5）写完名字后，授课老师可以带领大家大声说出几次自己团队的名字。

例如：授课老师可以说："下面，我们一起大声说出我们团队的名字。"

授课老师："我们的团队是：……"

全体成员齐声说："快乐不倒翁队。"

【注意事项】

（1）不要拆分现有 10 人左右的小组为 2 个或多个小组，使用一个团队名字即可。

（2）本活动可以在第一次课程中间，或结束前实施。

（3）学员讨论时，如果有冲突，授课老师应及时调解，终止讨论。由授课老师提出团队名称建议，征求大家同意后使用。

（4）授课老师可以将起好的团队名称制作在参考课件中，供每次上课使用。

【活动材料】大白纸、彩色白板笔。

【活动时间】10 分钟。

活动 4. 名字接龙

【目的】尽快认识学员，促进学员相互熟悉。

【过程】

（1）大家围成一圈，自我介绍，每个人可以说出自己的名字并加上一个自己的爱好。每位学员要努力记住各自的名字以及爱好，用时 3 分钟左右。

（2）主持人可以指定某一学员开始游戏。第一个开始的学员说："我叫某某，我喜欢打太极"，第二个人必须说，"我是坐在喜欢打太极的某某旁边的喜欢跳舞的某某"，第三个人就必须说，"我是坐在喜欢打太极的某某旁边的喜欢跳舞的某某旁边的喜欢散步的某某"，依次类推。

【注意事项】

（1）一组 10 ～ 15 人。

（2）如觉得游戏难度太大，也可以只要求学员接龙名字，或者 5~6 人一组分组接龙。

【活动材料】无。

【活动时间】10 ～ 15 分钟。

活动 5. 猜猜我是谁

【目的】加强学员之间的相互认识。

【过程】

（1）学员围圈坐，每人写下三个最有特色、最能代表自己的句子或词语（画画也可以）。

（2）授课老师收集纸条，打乱顺序抽取分给每位学员。

（3）依次由学员念出纸条内容，大家一起猜是谁。

（4）猜到是谁的纸条由本人站起来在此基础上再做自我介绍。

【活动材料】笔和纸。

【活动时间】15 ～ 20 分钟。

活动 6. 真真假假

【活动目的】促进学员相互认识，活跃气氛。

【活动过程】

（1）分给每个学员一张纸和一支笔，各人分别在每张纸上写下 3 句关于自己的句子，其中 2 句是真的，一句是假的。

（2）写完轮流讲出自己的句子，让别人猜猜哪一句是假的，并作自我介绍。

【注意事项】授课老师可以提前写好句子，跟学员互动示范。

【活动材料】笔和纸。

【活动时间】15 ~ 20 分钟。

活动 7. 无言的介绍

【目的】尽快认识学员，促进学员相互熟悉。

【过程】

（1）每两个人分为一组，每人发放一支笔、一张纸。

（2）让每组的两个人互相介绍自己，介绍过程不能说话，只能使用各种非语言形式介绍自己，如动作、表情、手势、画图、目光，注意整个过程中不能有任何语言交流。

（3）"无语言介绍"三分钟后，让双方各自口头介绍，并将通过肢体语言了解到的对方情况与实际情况相对照，看看是否属实，并分享活动感想。

【注意事项】正式开始之前，主持人可以邀请两位志愿者在大家面前示范"无言的介绍"。

【活动材料】若干 A4 纸、笔。

【活动时间】10 ~ 15 分钟。

三、团队游戏

活动 1. 故事会

【目的】放松心情、增加活动趣味、加强沟通。

【过程】

（1）授课老师发给每个人一支笔和五张纸条（每张纸条大约 A4 纸的四分之一大小即可；最好是五种不同的颜色）。

（2）编故事

授课老师示范：授课老师和助手拿出五张纸分别写出一件事情的①时间；②人物（可写上每个人自己的名字）；③地点；④如何做；⑤做什么。

授课老师带领大家，从第一张纸，到第五张纸，逐一编写。每写完一张纸，请授课老师把其放在一个纸盒里（五张纸分别放在五个纸盒里，每个纸盒只放了同类纸条）。

时间	人物(学员自己姓名即可)	地点	如何做	做什么
9月2日下午,星期日	李梅梅	在家里	舒舒服服地	睡了个午觉
上个周末	张明明	在商场	高高兴兴地	和女朋友吃了顿烤鸭

（3）讲故事

授课老师请学员从第一个纸箱到第五个纸箱依次任意抽取一张纸条，每抽取一张纸条，就大声地读出来。

可以根据现场情况，让每位学员只抽取一张纸条，由多人共同完成一个故事。也可以让一个学员抽取 5 张纸条，独立完成一个故事。

这样编出的故事可能不合逻辑，千奇百怪，正好可以起到活跃气氛的作用。

【注意事项】

（1）编写故事时，授课老师应向学员强调尽量写出有趣、好玩、具体的事情。

（2）由于时间关系，不必将所有纸条都分享完。但应保障每个学员都编写故事，并抽取纸条，分享。剩余的纸条可以下次活动继续使用。

【活动材料】 纸条、白板笔。

【活动时间】 15 分钟。

活动 2. 火车按摩

【目的】 活动身体，放松心情、增加活动趣味。

【过程】

（1）请所有学员起立，站成一列，前后约一臂距离。

（2）授课老师边发出口令边示范：伸平双手，手心朝下，将双手手掌轻放在前一人肩颈部上。

授课老师：

开始跟着我的口令给前一个学员做轻度按摩，1，2，3，4，5，6，7，8；2，2，3，4，5，6，7，8……（四个八拍即可）；

接下来，所有人向后转，伸平双手手心朝下，将双手手掌轻放在前一人肩颈部上。火车按摩开始。1，2，3，4，5，6，7，8；2，2，3，4，5，6，7，8……

【注意事项】

（1）活动过程涉及身体运动，特别要注意安全。

（2）如果有学员行动不便，或者做本动作有困难和风险，可以改为坐位的按摩。

（3）按摩时注意强调按摩力量要轻柔，舒缓；不要用力过猛，或突然发力。

（4）除了按摩肩颈外，还可以增加空心拳捶背等动作。

【活动材料】无。

【活动时间】5分钟。

活动 3. 每次进步一点点

【目的】增加课程趣味性、激励学员参与活动、评估学员的收获。

【过程】

（1）请在大白纸上以每个学员为一行，每次活动时间为一列，画出一个12行、9列的表格。将学员姓名写在第一列中，见下表。

（2）在教授预防跌倒知识的第1次课程开始前，请每个学员对自己预防跌倒的知识技能做个自我评估。以100分为满分，认为自己不了解任何预防跌倒知识技能的就给自己评一个0分。认为自己已经知道和掌握了很多预防跌倒知识技能的，就给自己打个100分。介绍完规则后请学员在自己名字行，第一次课程中写下自评分数。

（3）将本张大白纸张贴在活动场地内。

（4）每次课程时，授课老师都请学员对自己预防跌倒的知识技能进行评分和展示。最后一次填写后，让学员看看自己的进步，并分享一下体会。

我的跌倒知识技能

姓名	第1次课程	第2次课程	第3次课程	第4次课程	第5次课程	第6次课程	第7次课程	第8次课程	第9次课程
学员 1									
学员 2									
学员 3									
学员 4									
学员 5									
学员 6									
学员 7									
学员 8									
学员 9									
学员 10									
学员 11									
学员 12									

【注意事项】

（1）为了节约时间，学员可提前准备好大白纸，画好表格。为方便保存，活动结束后，可以把表格转录成电子版，以防丢失。

（2）学员的评分为自评，非常有可能与实际情况有较大出入，授课老师不用对其自评分数进行校正，更不能代替学员进行评价。

（3）活动的主要目的是让学员感受到自己的进步，并愿意继续坚持下去。如果出现了老年人自评分数下降的情况则是很不正常的，授课老师应了解原因。

（4）每次自评后，授课老师可鼓励学员继续坚持参加课程。

（5）可以在不同阶段（如在第3次课，第7次课时），根据自评成绩给予学员奖励，如评出"进步最大奖""60分以上奖"等，但应注意要对每个学员都进行奖励，不要仅让部分学员收到奖励。

【活动材料】 大白纸、白板笔。

【活动时间】 每次 5 分钟。

活动 4. 心情晴雨表

【目的】评价活动、评价自己表现，增加依从性。

【过程】

（1）请授课老师在一张大白纸上，用大号字写上"心情晴雨表"五个大字。然后把大白纸挂起来。

（2）授课老师请学员回想本次活动，不用文字，而是用笔在大白纸上用一个简单的表情，表达出自己的心情。授课老师可以展示几个样例，让学员参考。

（3）然后让学员匿名地在大白纸上画出自己的心情（匿名是指画出心情不需要签名，同时，画的时候，要在授课老师和助手不能看到的区域进行。）

（4）所有人画完后，请在大家面前展示，授课老师进行简单的评价和小结。

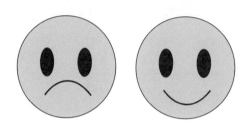

【注意事项】

（1）提前准备好不同颜色的白板笔，最好多准备几支，以节约时间。

（2）本活动可以反复进行。授课老师可根据某次课程时间安排，在不同的课程中使用。

（3）完成的心情晴雨表最好能一直悬挂在活动现场，增加活动氛围。

【活动材料】大白纸、白板笔。

【活动时间】5 分钟。

活动 5. 数数大挑战

【目的】放松心情、增加活动趣味性，复习有关知识。

【过程】

（1）请所有学员围成一圈，大家一起数数。

（2）数数的规则是学员按照逆时针或顺时针顺序，依次数数，从 1 到 50，遇到数字 7（如 7、17、27、37、47）或 7 的倍数（如 14、21、28、35、49 时），就以拍掌表示跳过。然后由下一个人继续数数，直到数到 50 为止。

（3）授课老师选择一个人开始，大声数 1，按照逆时针或顺时针顺序开始数数。遇到错误或思考时间太久的学员，即判为未成功。

（4）可邀请未成功的学员说出一条预防跌倒的知识、讲个笑话、表演个节目等。

【注意事项】

（1）根据现场情况，本活动可以站立，也可以坐在座位上进行。

（2）有错误出现时，请从 1 开始，重新数数。重新数数时，也可以更改数数顺序为原方向的相反方向。

（3）有人数错时，不要批评，不要勉强其展示才艺或者表演节目。

【活动材料】无。

【活动时间】5 分钟。

活动 6. 说东道西

【目的】放松心情、增加活动趣味性。

【过程】

（1）游戏开始时，授课老师要求所有人从自己座位上站起（就站在座位前即可）。

（2）授课老师解释规则：授课老师会说出头上的某一器官或部位的名字。要求学员听到口令时，必须马上指向与授课老师口令不同的一个器官或者部位。

（3）首先请左右所有学员用手指指着自己的鼻子。然后授课老师依此发出口令：耳朵、下巴、头发、眼睛、脸蛋、鼻子、耳朵……

（4）请指错的学员坐下，看看谁能站到最后，就是胜利者。

【注意事项】

依据时间情况，可以不必等最后一个人才终止活动。

【活动材料】无。

【活动时间】5 分钟。

参考文献

[1] 中国疾病预防控制中心慢性非传染性疾病预防控制中心, 国家卫生健康委统计信息中心.中国死因监测数据集2019[M].北京: 中国科学技术出版社, 2020.

[2] 中国疾病预防控制中心慢性非传染性疾病预防控制中心. 全国伤害监测数据集（2018）[M]. 北京: 人民卫生电子音像出版社, 2019.

[3] 段蕾蕾, 王临虹.伤害与暴力预防控制理论与方法[M]. 北京: 人民卫生出版社, 2020.

[4] 中华人民共和国卫生健康委员会. 老年人跌倒干预技术指南[EB/OL]. [2021-07-05]. http://www.nhc.gov.cn/cms-search/xxgk/getManuscriptXxgk.htm?id=52857.

[5] 李志新, 段蕾蕾, 耳玉亮. 防跌倒, 己康健, 家心安: 预防老年人跌倒[M]. 北京: 人民卫生出版社, 2019.

[6] 傅东波, 丁永明.健康自我管理活动指南[M]. 上海: 复旦大学出版社, 2016.

[7] 万承奎. 健康自我管理[M]. 北京: 人民卫生出版社, 2011.

[8] 中国健康教育中心.基层健康教育工作手册: 实用方法与技能[M]. 北京: 中国人口出版社, 2018.

[9] 中国残疾人联合. 远离伤害致残[M]. 北京: 华夏出版社, 2017.

[10] 张青剑, 马新颜, 梁震宇.预防老年人跌倒知识读本[M]. 石家庄: 河北人民出版社, 2014.

[11] 夏庆华, 姜玉. 笑做不倒翁: 预防老年人跌倒安全指南[M]. 上海: 上海科学技术出版社, 2011.

[12] 宋岳涛. 老年跌倒及预防保健[M]. 北京: 中国协和医科大学出版社, 2012.

[13] 于普林, 覃朝晖.老年人跌倒及预防[M]. 北京: 华龄出版社, 2005.

[14] 王临虹, 夏维波, 林华.骨质疏松防治指南[M]. 北京: 北京大学医学出版社, 2017.

[15] 王文焕. 老年人辅助器具应用[M]. 北京: 中国人民大学出版社, 2016.

[16] 樊富珉, 何瑾. 团体心理辅导[M]. 上海: 华东师范大学出版社, 2010.

[17] 田国秀. 团体心理游戏实用解析[M]. 北京：学苑出版社, 2010.

[18] 于泱, 李权超. 实用团体心理游戏与心理辅导[M]. 北京：军事医学科学出版社, 2013.

[19] Registered Nurses' Association of Ontario. Preventing Falls and Reducing Injury from Falls[M]. 4th ed. Toronto, ON: Author, 2017.

[20] World Health Organization. Step safely: strategies for preventing and managing falls across the life-course[R]. Geneva:WHO, 2021.

[21] World Health Organization. WHO global report on falls prevention in older age[R]. Geneva: WHO, 2008.

[22] World Health Organization. Falls-fact sheet[EB/OL]. [2021-07-05]. http://www.who.int/news-room/fact-sheets/detail/falls.

[23] STEVENS JA, BURNS ER. A CDC Compendium of Effective Fall Interventions: What Works for Community-Dwelling Older Adults[M]. 3rd ed. Atlanta, GA: Centers for Disease Control and Prevention, National Center for Injury Prevention and Control, 2015.

[24] CLEMSON L, CUMMING RG, KENDIG H, et al. The effectiveness of a community-based program for reducing the incidence of falls in the elderly: A randomized trial[J]. Journal of the American Geriatrics Society, 2004, 52(9):1487–1494.

[25] 中国老年保健医学研究会老龄健康服务与标准化分会,《中国老年保健医学》杂志编辑委员会, 北京小汤山康复医院. 中国社区平衡功能障碍评定与康复治疗技术专家共识[J]. 中国老年保健医学, 2019(4):27-36.

[26] 广东省药学会. 老年人药物性跌倒预防管理专家共识[J]. 今日药学, 2018(6)：645-658.

[27] 预防老年人跌倒康复综合干预专家共识[J]. 老年医学与保健, 2017, 023(005):349-352.

[28] GILLESPIE LD,ROBERTSON MC,GILLESPIE WJ,et al. Interventions for preventing falls in older people living in the community[J]. Cochrane Database of Systematic Reviews,2012(9):CD007146.

[29] AGS/BGS. Guideline for the Prevention of Falls in Older Persons[J]. Journal of the American Geriatrics Society, 2010, 49(5):664-672.

[30] HOPEWELL S, ADEDIRE O, COPSEY BJ, et al. Multifactorial and multiple component interventions for preventing falls in older people living in the community[J]. Cochrane Database of Systematic Reviews, 2018, 7(7):CD012221.

[31] 吴沁芬.老年人防跌意识的社区健康教育[J].中国老年保健医学,2007(06):78.

[32] 毛翠.国内外老年人害怕跌倒干预的研究进展[J].中华现代护理杂志,2018,24(007):865-868.

[33] 王田田,郭爱敏.老年人跌倒恐惧的研究进展[J].中国护理管理,2017,09:1217-1221.

[34] 段蕾蕾,耳玉亮.社区老年人跌倒预防控制技术指南[M].北京：人民卫生出版社,2021.

致 谢

感谢参与《基于社区的预防老年人跌倒健康教育干预效果研究项目》的上海市、江苏省、浙江省、安徽省、广东省、西藏自治区、宁波市和河北省石家庄市疾病预防控制中心，深圳市慢性病防治中心，项目点地区市、区、县疾控机构，以及所有参与项目，使用本教程开展预防老年人跌倒健康教育活动，并提供大量一手资料的社区卫生服务中心、社区卫生院、社区健康服务中心。感谢所有参与过项目的工作人员、老年人对完善本教程提出的修改建议。感谢科技部科技基础资源调查专项"我国区域人群气象敏感性疾病科学调查"（2017FY101200，2017FY101205）对本教程编写的支持。